डॉ. श्रीगोपाल काबरा
एमबीबीएस, एलएलबी, एमएससी, एमएस (एनाटोमी), एमएस (सर्जरी)

कैंसर की व्यथा-कथा

आग का दरिया, तैर कर जाना

राजकमल पेपरबैक्स

पहला पुस्तकालय संस्करण
राजकमल प्रकाशन प्राइवेट लिमिटेड द्वारा
2013 में प्रकाशित

राजकमल पेपरबैक्स में
पहला संस्करण : 2013

राजकमल पेपरबैक्स : उत्कृष्ट साहित्य के जनसुलभ संस्करण

राजकमल प्रकाशन प्रा. लि.
1-बी, नेताजी सुभाष मार्ग, दरियागंज
नई दिल्ली-110 002
द्वारा प्रकाशित

शाखाएँ : अशोक राजपथ, साइंस कॉलेज के सामने, पटना-800 006
पहली मंजिल, दरबारी बिल्डिंग, महात्मा गांधी मार्ग, इलाहाबाद-211 001
36 ए, शेक्सपियर सरणी, कोलकाता-700 017

वेबसाइट : www.rajkamalprakashan.com
ई-मेल : info@rajkamalprakashan.com

बी.के. ऑफसेट
नवीन शाहदरा, दिल्ली-110 032
द्वारा मुद्रित

मूल्य : ₹ 150

आवरण : देव प्रकाश चौधरी

CANCER KI VYATHA-KATHA
Aag Ka Dariya, Tair Kar Jaana
by Dr. Shrigopal Kabra

ISBN : 978-81-267-2524-3

कैंसर की व्यथा-कथा
आग का दरिया, तैर कर जाना

डॉ. श्रीगोपाल काबरा

जन्म : 25 दिसम्बर, 1936 लोसल, जिला-सीकर, राजस्थान। **शिक्षा :** एम.बी.बी.एस, एल.एल.बी., एम.एस-सी. (मेडिकल), एम.एस. (एनाटोमी), एम.एस. (सर्जरी), पी.जी.डिप. जर्नलिज्म।

कार्यक्षेत्र : चिकित्सा, शिक्षा, अनुसन्धान, विधि, प्रबन्धन।

प्रकाशन : हिन्दी में 18 पुस्तकें; 7 कहानी संग्रह; 4 कविता संग्रह (राजस्थानी)। 1 उपन्यास, 1 बालगीत, 5 निबन्ध संग्रह। अंग्रेजी में 4 निबन्ध संग्रह। विभिन्न पत्र-पत्रिकाओं में 300 से अधिक शोधपत्र, आलेख, कहानियाँ और गीत।

पुरस्कार और सम्मान : शोधकार्य पर अनेक पुरस्कार और सम्मान जिनमें हरिओम आश्रम रिसर्च अवार्ड प्रमुख। साहित्य में पुरस्कार और सम्मान में आत्माराम पुरस्कार प्रमुख।

पूर्व संलग्नता : प्रोफेसर एनाटोमी, एस.एम.एस. मेडिकल कॉलेज, जयपुर। **अनुसन्धान निदेशक :** दुर्लभजी अस्पताल जयपुर। **वरिष्ठ वैज्ञानिक :** आई.आई.एच.एम.आर., जयपुर।

वकील : पारस कुहाड एंड एसोसिएट लॉ फर्म, जयपुर।

सम्प्रति : निदेशक विधि और मेडिकल ऑडिट, संतोकबा दुर्लभजी मेमोरियल अस्पताल, जयपुर।

सम्पर्क : 15, विजय नगर, डी-ब्लॉक, मालवीय नगर, जयपुर-302017
टेलीफोन : 0141-2721246, ई-मेल : kabrasg@hotmail.com

आवरण : देव प्रकाश चौधरी

मूलत: चित्रकार, लेकिन पेशे से पत्रकार। एकल प्रदर्शनी के अलावा देश की कई महत्त्वपूर्ण पेंटिंग प्रदर्शनियों में हिस्सेदारी। देश और विदेश के प्रकाशन संस्थानों से छपने वाली 1000 से ज्यादा साहित्यिक किताबों के लिए कवर डिजाइन। नेशनल फाउंडेशन ऑफ इंडिया की ओर से मीडिया फेलोशिप। भारत सरकार के संस्कृति मंत्रालय की ओर से फेलोशिप। संस्कृति मंत्रालय की ओर से मिले एक विशेष प्रोजेक्ट के तहत संथाल परगना (झारखंड) की जोदोपेटियन कला परम्परा पर शोध। फीचर फिल्मों के लिए संवाद लेखन। बिहार की मंजूषा कला पर 'लुभाता इतिहास, पुकारती कला' और सामाजिक कार्यकर्ता अन्ना हजारे पर किताब। सदी के सबसे विवादास्पद शख्स ओसामा बिन लादेन पर लिखी किताब 'एक था लादेन' बेहद चर्चित। बीएजी फिल्म्स, आईबीएन 7 और स्टार न्यूज जैसे इलेक्ट्रॉनिक मीडिया संस्थानों में महत्त्वपूर्ण पदों पर काम करने के बाद इन दिनों हिन्दी दैनिक अमर उजाला, नोएडा में एसोसिएट एडिटर।

प्राक्कथन

कैंसर पर डॉ. सिद्धार्थ मुखर्जी की एक पुस्तक आई है 'द एम्परर ऑफ ऑल मैलेडीज : ए बायोग्राफी ऑफ कैंसर'। यह एक ऐतिहासिक किताब है। ऐतिहासिक, क्योंकि, जैसा वे स्वयं कहते हैं, इसमें वस्तुत: कैंसर का इतिहास है। कैंसर पर दर्जनों पुस्तकें इससे अधिक विस्तृत होने के बावजूद, इस पुस्तक ने जनसाधारण में जो लोकप्रियता का कीर्तिमान हासिल किया है, उस मायने में भी यह पुस्तक ऐतिहासिक है। गूढ़-गम्भीर विषय पर सरल भाषा और रोचक शैली में सम्प्रेषण भी इस पुस्तक की विशेषता है। इसी से प्रेरित होकर मैंने भारतीय सन्दर्भ में 'कैंसर की व्यथा-कथा : आग का दरिया तैरकर जाना' लिखी है, क्योंकि मेरा मानना है हिन्दी में इसकी नितान्त आवश्यकता है। कैंसर का इतिहास विश्वव्यापी है, घटनाएँ और कथानक शाश्वत। उनका उपयोग लाजिमी था। डॉ. मुखर्जी ने सन्दर्भित लेखों और ग्रन्थों की सूची देकर बड़ा उपकार किया है। उनका हार्दिक आभार। यह सब कहकर मैं अपनी पुस्तक को उनके समकक्ष स्थापित करने की चेष्टा नहीं कर रहा, कर भी नहीं सकता। आंशिक प्रयास अवश्य है।

चरक के संहिता काल में कैंसर की ग्रन्थि और अर्बुद रूप में लक्षणों के आधार पर अवधारणा, पहचान और उपचार और सुश्रुत की शल्य चिकित्सा में आज आयुर्वेद में भी काफी परिवर्तन आया है, विकास हुआ है। आधुनिक चिकित्सा में कैंसर के निदान और उपचार के साधनों का व्यापक विस्तार हुआ है। देश में कैंसर जानलेवा रोगों में प्रमुख है। फिर भी इसकी व्यापकता के विश्वस्त आँकड़े उपलब्ध नहीं हैं। कैंसर रजिस्ट्री (पंजीयन) आधारित आंशिक आँकड़े उपलब्ध हैं। इनके अभाव में कैंसर के निदान, उपचार और निवारण की नीतियाँ और व्यवस्था अपर्याप्त और अप्रभावी हैं।

कैंसर उपचार इतना महँगा है कि अधिकांश देशवासियों की क्षमता के बाहर है। बचाव ही श्रेष्ठ है। अतः निवारण-साध्य कैंसर–तम्बाकू, विकिरण, कीटनाशक व विषाणु जनित कैंसरों–का विशेष उल्लेख किया गया है।

उपचार-साध्य कैंसरों में बच्चों के कैंसर प्रमुख हैं अतः उनके उपचार की विशेष व्यवस्था पर पुस्तक में जोर दिया गया है।

लाइलाज हुए अन्तस्थित (टर्मिनल) कैंसर रोगियों की सेवा के लिए जन सहयोग से आश्रम खुले हैं। पुस्तक में ऐसे आश्रमवासियों के सन्तोषप्रद, आखिरी समय के रेखाचित्रों को देखकर आशा है और सेवाभावी लोग आगे आएँगे।

कैंसर के बारे में, पढ़े-लिखे और अनपढ़, सभी में जानकारी कम और भय व भ्रम अधिक हैं। आज भी कैंसर को एक रोग माना जाता है। एक ही दवा से हर प्रकार के कैंसर के इलाज के दावे आम हैं, प्रचार-प्रसार कर रोगियों को भ्रम में रखा जाता है। चिकित्सा के व्यवसायीकरण से बेबस रोगियों का हर स्तर पर शोषण होता है। आम भाषा में कैंसर के बारे में विश्वसनीय जानकारी की रोचक शैली में प्रस्तुति से, आशा है, इस रोग से भय, भ्रम और शोषण से मुक्ति में सहायता मिलेगी। अगर ऐसा होता है तो मेरा परिश्रम सफल होगा।

–डॉ. श्रीगोपाल काबरा

अनुक्रम

खंड-1

कैंसर की व्यथा-कथा

हो गई है पीर पर्वत-सी पिघलनी चाहिए...

–दुष्यन्त कुमार

कैंसर की व्यथा-कथा

कैंसर नाम से ही भय लगता है। तब भी भय लगता था जब इसे कैंसर के रूप में पहचाना भी नहीं गया था। तब यह एक गाँठ थी या एक भयानक फोड़ा। अन्य रोगों की तरह इसे भी आन्तरिक विकार, किसी आन्तरिक विषाक्तता की परिणति माना जाता था। विषाक्तता निवारण के तब जो उपचार उपलब्ध थे, किए जाते थे। असफल उपाय। कैंसर फोड़ा बनकर जब बाहर आ जाता तब स्थिति और भी विकट हो जाती थी। कोई मरहम-पट्टी, लेप काम नहीं करता था। रिसता, बदबूदार घाव। काटकर हटाने के अलावा कोई उपाय नहीं। लेकिन काटकर निकालना मृत्यु को निमंत्रण देने जैसा था। कैंसर गरीब-अमीर सबके लिए बराबर। एक महारानी को स्तन कैंसर हुआ। फूटकर बाहर आ गया। शाही लबादों के बाद भी कितने दिन छुपाकर रखती, कैसे छुपाती। अपने गुलाम से कहकर कटवा फेंका। शल्यक्रिया जब सुरक्षित हो गई तब कैंसर की गाँठ को निकालना एकमात्र उपचार उभरकर आया। लेकिन कैंसर की गाँठ निकालने के कुछ अर्से बाद कैंसर वहीं वापस लौट आता। इसका मतलब था कैंसर का कुछ भाग वहाँ रह जाता था। अत: शल्यक्रिया का विस्तार किया गया—गाँठ के आस-पास के तन्तु, मांसपेशियों को निकाला जाने लगा। यह विस्तृत अंग-भंग सर्जरी काफी विनाशकारी थी। तभी सामने आया कि कैंसर की गाँठ चारों ओर स्थित लिम्फ-ग्रन्थियों में फैल जाती है। अत: विस्तृत शल्यक्रिया को और सघन बनाया गया—सभी सम्भावित लिम्फ-ग्रन्थियों को भी हटाया जाने लगा। शल्यक्रिया का विस्तार निर्भर करता था सर्जन के हौसले और हस्तकौशल पर। तभी एक्स-रे का आविष्कार हुआ और कैंसर की गाँठ को नष्ट करने की उसकी शक्ति सामने आई। तब सर्जरी के बाद वहाँ पर एक्स-रे रेडिएशन (विकिरण) से उपचार चालू हुआ। दिखनेवाली गाँठ को शल्यक्रिया से और अदृश्य कैंसर कोशिकाओं को रेडिएशन से नष्ट करने का उपचार चला। सघन और विस्तृत शल्यक्रिया की जगह साधारण शल्य चिकित्सा और रेडिएशन। सफलता का प्रतिशत बढ़ा, लेकिन अनेक में समयोपरान्त कैंसर शरीर में अन्यत्र उभर आता। तब तक कैंसर के आन्तरिक विकार से ही होने की धारणा की जगह इसके बाहरी तत्त्वों के प्रभाव से होने के साक्ष्य सामने आ गए थे। अगर बाहरी तत्त्वों से कैंसर हो सकता है तो बाहरी तत्त्वों से रोका भी जा सकता है। अत: औषधियों से प्रत्यक्ष और अप्रत्यक्ष कैंसर को नष्ट करने के उपायों की खोज चली। जैसे ही किसी रसायन का कैंसर पर प्रभाव मालूम होता, वैसे ही वैज्ञानिक उसके समकक्ष दूसरे रसायन बनाते और उनका असर देखते।

मालूम हुआ कि कैंसर एक ही प्रकार का रोग नहीं है अपितु कैंसर सैकड़ों तरह के होते हैं। कैंसर किसी भी अंग, किसी ऊतक, तन्तु या कोशिका का हो सकता है। यह अनेक तत्त्वों के प्रभाव से, अनेक प्रकार से हो सकता है। पशु-पक्षियों में कैंसर पाए गए। अनुसन्धान को नए आयाम मिले। अनुसन्धान के लिए जैविक मॉडल तैयार हुए। कैंसर की कोशिकाएँ, उनकी आन्तरिक संरचना, आन्तरिक रासायनिक प्रक्रिया पर अनुसन्धान हुए। कैंसर कोशिकाओं को शरीर के बाहर जिन्दा रखने के उपाय विकसित हुए। विभिन्न प्रकार की कैंसर कोशिकाओं की सेल-लाइन (कोशिका-श्रेणी) विकसित हुई। किसी विशेष कैंसर में नई दवा रोगी को देने के पहले उसका पूर्व परीक्षण पशु मॉडल और कोशिका-श्रेणी पर सम्भव हुआ। अनुसन्धान को गति मिली। औषधि-कम्पनियों ने करोड़ों डॉलर इन अनुसन्धान में लगाए और नई खोज की गई दवाओं से अरबों कमाए। सभी प्रकार के कैंसर को एक औषधि से ठीक करने का सपना तो साकार नहीं हुआ लेकिन अधिकांश कैंसर से अल्पकालिक या दीर्घकालिक राहत दिलानेवाली अनेक दवाएँ खोजी-परखी गईं। जिस प्रकार एक समय विस्तृत और सघन शल्यक्रिया का प्रचलन बढ़ा उसी प्रकार दूसरी ओर अनेक सामूहिक कैंसर रोधक दवाओं को एक साथ देने का प्रयोग बढ़ा। अब लक्ष्यपरक उपचार (टार्गेटेड थैरेपी) पर जोर है, अनुसन्धान चल रहे हैं।

आज भी कैंसर रोगी, और उनकी चिकित्सा करनेवाले कैंसर विशेषज्ञ, दोनों की ही जान साँसत में है। अन्य विशेषज्ञों की तुलना में कैंसर विशेषज्ञ का जीवन अति संकटमय होता है। सर्जन और फिजिशियन दोनों के पास उपलब्ध चिकित्सा विधियों की सार्थकता निश्चित नहीं है। कोई भी ऐसी विधि नहीं है जो हानि रहित हो, अधिकांश में तो पहले गम्भीर हानि ही होती है। अंग भंग, रेडिएशन, कीमोथैरेपी (औषधि चिकित्सा)-उपचार के दौरान हालत इतनी खराब हो जाती है कि जैसे आग का दरिया हो जिसे, कैंसर मुक्त होने की क्षीण आशा के सहारे, तैरकर पार जाना है। उस पर लम्बा उपचार, वह भी अति महँगा। परिवार की भी जान साँसत में। चिकित्सक की अपनी सीमाएँ, विवशताएँ। परिणाम अपेक्षा के अनुरूप न होने पर उसे उपेक्षा समझा जाता है। चिकित्सक की मनोदशा और अन्तर्द्वन्द्व सहज नहीं समझा जा सकता। इलाज की जो मान्य विधाएँ हैं, वह उन्हीं का प्रयोग तो कर सकता है। विकल्प बहुत कम हैं। हर निर्णय तलवार की धार पर चलने जैसा होता है। आज भी कैंसर एक मारक व्याधि है, परन्तु अधिकांश में सार्थक चिकित्सा उपलब्ध है; मुक्ति अल्पकालिक होगी या दीर्घकालिक यह अलग बात है। कुछ कैंसर अवश्य हैं जिनमें समय पर उपचार से कैंसर से सार्वकालिक मुक्ति सम्भव है। उपचार भी अब उतना कष्टदायक नहीं रहा है। आवश्यक है कि सब समझकर चिकित्सा में विश्वास रखें। बिना विश्वास तो कारगर उपचार भी सार्थक नहीं होगा।

हो गई है पीर पर्वत-सी पिघलनी चाहिए,
इस हिमालय से कोई गंगा निकलनी चाहिए।

—दुष्यन्त कुमार

खंड-2

कैंसर कारक

नेपथ्य का सच

एक गुड़िया की कई कठपुतलियों में जान है...

—दुष्यन्त कुमार

ज्ञात एवं स्थापित कैंसर कारक

वातावरण-निहित कैंसर कारक तत्त्व

बहुत पहले, जब कैंसर एक गाँठ या फोड़ा था, तब इसे शरीर के आन्तरिक विकार का कारण माना जाता था, इसे काले पित्त का विकार माना जाता था जो घनीभूत होकर बाहर आया है। शताब्दियों तक यह मान्यता चलती रही। फिर वातावरण में स्थित बाहरी तत्त्वों से कैंसर होने के साक्ष्य सामने आए, जिन्होंने धारणा बदल दी। नेपथ्य का सच उजागर हुआ तो नक्शा ही बदल गया। कैंसर की जान तो अनेक कठपुतलियों में निकली। जिन ढूँढ़ा तिन पाइयाँ गहरे पानी पैठ।

1. चिमनी से कालिख साफ करनेवालों में अंडकोष फोते (स्क्रोटम) का कैंसर : 1775 में कैंसर के बारे में जानकारी होने के भी एक शताब्दी पहले, विलायत के एक सर्जन परसीवल्ल पोट ने पाया कि उनके पास आनेवाले मरीजों में अंडकोष की थैली–स्क्रोटम (फोते) के कैंसर के रोगी काफी बढ़ रहे थे। साथ ही एक विशेष बात जो उन्होंने देखी, ये सभी मरीज वे थे जो बचपन से भट्ठी की चिमनियों से कालिख साफ करने का काम करते थे। तब फैक्टरियों और घरों में चिमनियाँ आम थीं और उनकी सफाई करवाने के लिए बच्चों को उनमें घुसाया जाता था। गरीब घर के गन्दे-कुचैले लड़कों में इसे यौन संचारित कोई संक्रमण समझा जाता था। लेकिन डॉक्टर पोट का विचार था कि यदि यह यौन संचारित रोग है तो यह चिमनी साफ करनेवालों में ही क्यों होता है? फिर अगर यह संक्रमण है तो तब प्रचलित पारे से बनी दवाओं का इस पर प्रभाव क्यों नहीं होता? बाद में निदान हुआ कि यह कैंसर है। एक विशेष प्रकार का कैंसर, एक विशेष परिस्थिति और परिवेश में होनेवाला कैंसर। नंगे-अधनंगे बच्चों के स्क्रोटम की झुर्रियों में कोयले की कालिख के कण चिपक जाते थे। इन कणों के विश्लेषण पर इनमें आर्सेनिक और कोयले से आए एरोमेटिक हाइड्रोकार्बन पाए गए जिनके कारण समय बीतने पर कैंसर बन जाता था। ब्रिटिश सरकार ने संज्ञान लेते हुए एक सुरक्षात्मक कानून बनाकर बच्चों से यह

काम लेना प्रतिबन्धित किया, और सुरक्षा उपाय अपनाने को बाध्य किया, तो यह कैंसर लुप्त हो गया।

एक खँडहर के हृदय-सी, एक जंगली फूल-सी,
आदमी की पीर गूँगी ही सही गाती तो है...

–दुष्यन्त कुमार

2. काश्मीर में कांगड़ी के उपयोग से होनेवाला पेट और जाँघ की चमड़ी का कैंसर : काश्मीर में जहाँ तापमान शून्य से नीचे चला जाता है, ठंड से बचने के लिए कांगड़ी नामक सिगड़ी का उपयोग किया जाता है। एक मिट्टी के बर्तन में जलते कोयले, जिन्हें बेंत से बनी एक छाबड़ी में रखा जाता है और छाबड़ी को गले से लटकाकर गरम चोगे के अन्दर रखा जाता है। सन् 1900 में वहाँ कार्यरत एक मिशनरी डॉक्टर ने रिपोर्ट किया कि जिनको पेट और जाँघ की चमड़ी का कैंसर हुआ, वे सभी रोगी कांगड़ी का इस्तेमाल करते थे और यह कैंसर शरीर में वहीं होता था जो कांगड़ी के सम्पर्क में आता था। सम्पर्क के स्थान पर पहले चमड़ी मोटी होकर एपिथेलियोमा होता है जो समयोपरान्त स्क्वॉमस सेल कैंसर बन जाता है। लम्बे समय तक सम्पर्क में आनेवाले स्थान पर जलन और जलते कोयले से उठनेवाले हाइड्रोकार्बन से यह कैंसर होना माना गया।

3. खैनी/सूर्ती-चूना-तम्बाकू मिश्रण–से होनेवाला होंठ का कैंसर : बिहार में चूने और तम्बाकू के मिश्रण को हथेली में खूब रगड़कर चूरण को नीचे के होंठ और दाँत के बीच में रखकर तम्बाकू सेवन की प्रथा है। लार में घुलकर धीरे-धीरे तम्बाकू की पीक अन्दर जाती है। सम्पर्क स्थान पर मुँह का कैंसर हो जाता है। होंठ और गाल का कैंसर। तम्बाकू-चूने के मिश्रण से सतत होते प्रभाव से मुँह के अन्दर की झिल्ली (म्यूकस मेम्ब्रेन) में वैसे ही बदलाव आकर कैंसर बनता है जैसे कांगड़ी के सम्पर्क में आनेवाली त्वचा में।

4. उलटा चुरुट पीनेवालों में मुँह का कैंसर : चुरुट या सिगरेट का जलता हुआ सिरा मुँह में रखनेवालों को गाल का कैंसर हो जाता है।

5. आयोनाइजिंग रेडिएशन (विकिरण) व एक्स किरणों से होनेवाला रक्त कैंसर : विलहेल्म रोएंटजन ने 1895 में एक्स-रे का आविष्कार किया था। मेरी क्यूरी ने 1902 में रेडियम का आविष्कार किया। इससे गामा किरणें निकलती हैं। शरीर के आर-पार जातीं इन किरणों से हड्डियाँ देखी जा सकती हैं। कोशिकाओं के पार जातीं इन इलेक्ट्रो मैग्नेटिक किरणों से कोशिका की जीन संरचना बिगड़ सकती है जिसके कारण समयोपरान्त कैंसर होता है। विभाजित होती कोशिकाएँ अधिक संवेदनशील होती हैं। मेरी क्यूरी को, जो रेडियम की ट्यूब्स जेब में रखा करती थीं, इसी कारण रक्त कैंसर हुआ। इसी रेडियम को एक पेंट में मिलाकर घड़ी की सुइयाँ

और अक्षर पेंट किए जाते थे, जिससे वे रात में भी चमकते और दिखते रहें और अँधेरे में भी समय देखा जा सके। ब्रश से पेंट करनेवाली ये महिलाएँ ब्रश को मुँह में लेकर उसकी नोक तीखी करती थीं। इन महिलाओं के जबड़े की हड्डी गल गई, जीभ, होंठ जलकर सिकुड़ गए और समयोपरान्त उनको रक्त व अन्य कैंसर हुए। परीक्षण प्रयोगों से अब यह सिद्ध हो गया है कि आयनकारी विकिरण (आयोनाइजिंग रेडिएशन) निश्चित कैंसर कारक हैं, एक्स किरणों की मात्रा के अनुपात में। वातावरण में ये किरणें परमाणु न्यूक्लियर केन्द्र और यूरेनियम खनन से आती हैं। मानव निर्मित एक्स-रे मशीनें, कैट स्कैन मशीनें आज इन किरणों का सबसे बड़ा स्रोत हैं जिनका अनियमित, असंयत और अन्धाधुन्ध घातक प्रयोग हो रहा है। एक्स किरणों से होनेवाले प्रमुख कैंसर हैं–रक्त कैंसर, थायरॉयड कैंसर और स्तन कैंसर। इससे सन्तति में अक्यूट ल्यूकीमिया–बच्चों में रक्त कैंसर–होने के प्रमाण हैं।

एक्स-रे से सावधान

चिकित्सा में निदान हेतु एक्स-रे–'क्ष' किरणों का प्रयोग आज एक आम बात हो गई है। देश के अनपढ़ ग्रामीण को भी इसकी जानकारी है और वह 'डाक साब, फोटू उतरवाकर देख लो' जैसा अनुरोध लेकर आता है। इसके उत्तरोत्तर बढ़ते व्यापक प्रयोग से यह एक आम धारणा हो चली है कि 'क्ष' किरणों से निदान की विधा सर्वथा नुकसान रहित है। इस भ्रम के कारण गम्भीर परिणाम हो रहे हैं, स्थिति चिन्ताजनक है।

निरोधक संभाग की रिपोर्ट

भाभा अणु अनुसन्धान केन्द्र का एक विभाग है 'डिवीजन ऑफ रेडियोलोजिकल प्रोटेक्शन' यानी 'क्ष' किरण दुष्परिणाम निरोधक संभाग। इस विभाग का कार्य है कि ऐसे अस्पतालों और सभी चिकित्सा एवं निदान केन्द्रों का जहाँ 'एक्स-रे' उपयोग हो रहा हो, सर्वेक्षण एवं निरीक्षण करे और उचित सुझाव एवं नियमों के माध्यम से 'क्ष' किरणों के कुप्रभाव को सीमित रखने में सक्रिय सहयोग दे। इस विभाग द्वारा पारित 1976 की एक रिपोर्ट के अनुसार देश के 7400 केन्द्रों में तब अनुमानतः 10400 एक्स-रे मशीनें काम आ रही थीं–400 बड़े अस्पतालों में और शेष सभी अन्य छोटे चिकित्सा एवं निदान केन्द्रों में। 1982 तक इसी विभाग द्वारा पारित आँकड़ों के अनुसार, लगभग 6000 मशीनें और लगीं। दुर्भाग्य से साधनों के अभाव में 'क्ष' किरण कुप्रभाव निरोधक विभाग 1976 तक 15 प्रतिशत से भी कम,

केवल 1010 एक्स-रे प्रयोग करनेवाले केन्द्रों का निरीक्षण कर पाया था। इनमें भी अधिकांश में स्थिति चिन्ताजनक थी। केन्द्र से उपलब्ध सूचना के अनुसार आज देश में 70,000 एक्स-रे मशीनें हैं जिनमें से 4000 तो कैट स्कैन मशीनें हैं। प्रतिवर्ष 1200 से 1500 मशीनें नई लग रही हैं। जयपुर जैसे छोटे शहर में लगभग 700 एक्स-रे मशीनें हैं जिनमें 30 कैट स्कैन हैं। ये मशीनें देश में घातक आयोनाइजिंग रेडिएशन का प्रमुख स्रोत हैं। इसकी घातकता की मात्रा मोबाइल टावर्स, माइक्रोवेव उपकरण, टेलीविजन व कम्प्यूटर स्क्रीन से होनेवाले नॉन-आयोनाइजिंग रेडिएशन से हजारों गुना अधिक है।

'क्ष' किरण कुप्रभाव निरोधक विभाग द्वारा समय-समय पर प्रकाशित एवं वितरित विज्ञप्तियों के अनुसार एक बात बड़ी साफ तौर से जान लेनी चाहिए कि 'क्ष' किरण का निदान हेतु उपयोग भी बिना कुप्रभाव के नहीं है। हर एक्स-रे का प्रयोग शरीर पर अपना कुप्रभाव छोड़ता है और सारी उम्र होनेवाले एक्स-रे का असर यौगिक होता है। इससे कोई फर्क नहीं पड़ता कि दो एक्स-रे के बीच समय का कितना अन्तराल था। साथ ही यह भी विशेष ध्यान देने योग्य बात है कि 'क्ष' किरणों के दुष्परिणाम की गम्भीरता अथवा भयंकरता उसकी मात्रा पर निर्भर नहीं करती है, वरन् सम्भावित दुष्परिणामों की व्यापकता अवश्य 'क्ष' किरणों के यौगिक प्रभाव से बढ़ती जाती है। मिसाल के लिए केवल एक एक्स-रे से भी अगर हुआ तो कैंसर होगा। लेकिन शरीर के विभिन्न अंगों में कैंसर होने का अनुपात भी उसी मात्रा में बढ़ता जाएगा जितना अधिक एक्स-रे होगा।

'क्ष' किरणों के दुष्परिणाम का सूक्ष्म अध्ययन किया गया। जिन लोगों के एक्स-रे हुए उनका वर्षों तक अध्ययन कर सावधानी से आँकड़े इकट्ठे किए गए कि उनमें से कितनों को कैंसर हुआ और किस अंग का कैंसर हुआ। उन आँकड़ों का बड़ी सावधानी से वैज्ञानिक विश्लेषण किया गया। इन आँकड़ों की तुलना उन लोगों में होनेवाले कैंसर के आँकड़ों से की गई जिनका कभी भी एक्स-रे नहीं हुआ। साथ ही इसका भी तुलनात्मक अध्ययन किया गया कि क्या अधिक एक्स-रे करवानेवालों में कैंसर अनुपात में अधिक होता है?

अजन्मे शिशु पर भी हमला

अध्ययन एवं अन्य प्रयोगों से यह निर्विवाद सिद्ध हो गया है कि 'क्ष' किरणों के प्रभाव का दुष्परिणाम दो तरह का होता है। उनमें कैंसर होने की सम्भावना बढ़ जाती है और दूसरे, उनकी सन्तान में जन्मजात विकृतियाँ होने की और उनमें कैंसर होने की सम्भावना बढ़ जाती है। जहाँ तक स्वयं का प्रश्न है, एक्स-रे से होनेवाले लाभ

से उसके शरीर और जीवन की रक्षा हो सकती है लेकिन अजन्मे शिशु पर होनेवाले दुष्परिणाम की तुलना में उसे कोई लाभ नहीं होता।

एक्स-रे के दुष्परिणाम गम्भीर अवश्य हैं लेकिन उसकी व्यापकता काफी सीमित है। आँकड़ों के अनुसार जहाँ 30 वर्षों की दस लाख महिलाओं में साधारण रूप से दस हजार में कैंसर होता है, अगर सभी दस लाख महिलाओं का केवल एक पेट का एक्स-रे उतारा जाए तो 6 अधिक महिलाओं को रक्त कैंसर, एक अधिक महिला को स्तन कैंसर और उनकी 48 अधिक सन्तानों में जन्मजात विकृतियाँ होंगी। यह मात्रा एक एक्स-रे के फलस्वरूप हुआ। जितने अधिक एक्स-रे होंगे, दुष्परिणाम उसी अनुपात से बढ़ते जाएँगे। साथ ही यह भी ध्यान देने योग्य बात है कि मशीन की खराबी, उनका गलत ढंग से प्रयोग और 'क्ष' किरण के कुप्रभावों को कम करने के साधन अगर सुचारु रूप से न बरते जाएँ तो दुष्परिणाम की मात्रा और भी बढ़ जाएगी। लेकिन दुष्परिणाम तात्कालिक न होकर 5 से 30 वर्ष बाद अथवा सन्तति में होता है अत: इसे गम्भीरता से नहीं लिया जाता। फलस्वरूप 'क्ष' किरण निरोधक नियम एवं साधनों की अवहेलना हमारे चिकित्सा केन्द्र में आम बात हो गई है।

दुष्प्रभावों को सीमित करें

मिसाल के तौर पर सामूहिक रूप से 'स्क्रीनिंग' करना वर्जित है। कारण, एक्स-रे का उपयोग मात्र किसी रोग विशेष के निदान के लिए ही किया जाना चाहिए। अगर सौ में से दो की बीमार होने की आशंका हो तो उन्हें ढूँढ़ने के लिए बाकी 98 को 'क्ष' किरण के कुप्रभाव से व्यर्थ प्रभावित करना गलत है। 'स्क्रीनिंग' वर्जित करने का एक कारण यह भी है कि इसका प्रभाव फोटो (प्लेट) उतारने से कई गुणा अधिक होता है। लेकिन हमारे देश में और तो और, डॉक्टरों में भर्ती होनेवाले हर छात्र-छात्रा की भी सामूहिक 'स्क्रीनिंग' होती है।

नियम है कि जब किसी व्यक्ति का एक्स-रे हो रहा हो, तो वहाँ उसके अतिरिक्त किसी अन्य व्यक्ति को नहीं होना चाहिए। कारण 'क्ष' किरणें स्टील की मेज और फर्श से टकराकर चारों ओर छिटकती हैं और हर ऐसे व्यक्ति के शरीर में प्रवेश करती हैं जो उस कमरे में खड़ा है। 'क्ष' किरण कक्ष में काम करनेवाले सभी व्यक्तियों को जस्ते के कोट पहनने चाहिए। लेकिन एक्स-रे के कमरे में भीड़ और बिना जस्ते का कोट पहने काम करना आज आम बात है।

नियम है कि किसी भी महिला के पेट का एक्स-रे साधारणतया मासिक शुरू होने से दसवें दिन के दौरान में ही होना चाहिए, उसके बाद नहीं। अगर मरीज की

हालत ही ऐसी हो कि तुरन्त एक्स-रे करना जरूरी हो तो बात अलग है। एक्स-रे लिखनेवाले डॉक्टर से यह अपेक्षा की जाती है कि वह मरीज से जानकारी लेकर पर्ची पर लिखे और एक्स-रे करनेवाला तकनीशियन इसको देखने के बाद ही एक्स-रे उतारे। कारण, अगर उस समय गर्भ ठहर गया है तो कुछ कोशिकाओं के अति संवेदनशील भ्रूण के लिए एक्स-रे की मात्रा घातक सिद्ध हो सकती है। बच्चे में जन्मजात विकृतियाँ और जन्म उपरान्त कैंसर होने की सम्भावना प्रबल होती है। गर्भवती महिलाओं को तो एक्स-रे मशीन के आसपास भी नहीं जाना चाहिए। लेकिन यह सभी जानते हैं कि हमारे अस्पतालों में ऐसा नहीं होता।

नियम है कि जब एक्स-रे हो रहा हो तो कमरे का दरवाजा बन्द होना चाहिए, बाहर लाल बत्ती जलनी चाहिए। क्ष किरणें लकड़ी के दरवाजे के पार जा सकती हैं अतः नियम है कि ऐसे हर दरवाजे पर लेड शीट लगी होनी चाहिए। वरना बाहर खड़े सभी को किरणें प्रभावित करेंगी। दुर्भाग्य से देश में इन सुरक्षात्मक नियमों का कानूनी प्रावधान होने के बावजूद इसकी अनुपालना कराने की कोई व्यवस्था नहीं है। फलस्वरूप जैसे धूम्रपान के धुएँ से, सिगरेट न पीनेवाले सामान्य जन प्रभावित होते हैं (पेसिव स्मोकिंग) और उन्हें कैंसर होता है, उसी प्रकार देश में एक्स-रे के कुप्रभावों को, रोगी नहीं, सामान्य जन अधिक भुगत रहे हैं। बच्चों में होनेवाले रक्त कैंसर की बढ़ती आघटन दर का एक कारण यह भी है। कितने और कैंसर, कितनी जन्मजात विकृतियाँ इस कारण से हो रही हैं इसका तो आकलन ही नहीं होता। तम्बाकू सेवन से होनेवाले कैंसर व अन्य रोगों का अलग से आकलन होता है। बचने और बचाने के लिए प्रोग्राम चल रहे हैं। सार्थक भी हुए हैं।

बार-बार एक्स-रे, शरीर के विभिन्न भागों के अनेक एक्स-रे, हर अस्पतालों में जाने पर दुबारा एक्स-रे आदि भी नहीं होने चाहिए। 'क्ष' किरण कुप्रभाव निरोधक समिति के सुझाव के अनुसार हर प्रान्त में विशेषज्ञों की समिति होनी चाहिए जो समय-समय पर एक्स-रे केन्द्रों का निरीक्षण एवं जाँचकर इस बात का ध्यान रखे कि मशीनों के ठीक रख-रखाव, उपयोग एवं निरोधक नियमों का पालन सुचारु रूप से हो रहा है या नहीं। आणविक विशेषज्ञों के आकलन के अनुसार उचित रख-रखाव के अभाव, बिना केलिब्रेटेड एक खराब एक्स-रे मशीन का कुप्रभाव 2200 गुणा अधिक होता है, अर्थात् व्यक्ति की एक की जगह जैसे 2200 एक्स-रे एक साथ कर ली हो। यह अविश्वसनीय पर सत्य है। 'क्ष' किरण कुप्रभाव निरोधक विभाग साधनों की कमी के कारण मशीनों का नियमित सर्वेक्षण नहीं कर पाता। जिन 15-20 प्रतिशत का सर्वे विभाग कर पाया उनमें 80 प्रतिशत में रख-रखाव ठीक नहीं था, सुरक्षात्मक नियमों का पालन नहीं हो रहा था।

एक्स-रे हानि रहित नहीं है, केवल जरूरी होने पर ही करवाना चाहिए। यह सत्य है कि 'क्ष' किरण का कुप्रभाव औसतन 10000 में से एक पर होता है लेकिन वह एक आप, मैं या हमारे बच्चे हो सकते हैं। कोई भी अनावश्यक रूप से एक्स-रे से प्रभावित नहीं होना चाहिए। इससे सबको बचना चाहिए। सुरक्षात्मक नियमों का सख्ती से पालन होना चाहिए। नियमों की अवहेलना कातिलाना है। तम्बाकू सेवन के खिलाफ जैसा जन आन्दोलन हुआ, वैसा ही आन्दोलन जब तक अनावश्यक एक्स-रे रेडिएशन के खिलाफ नहीं होगा, स्थिति नहीं बदलेगी। लेकिन तम्बाकू के खिलाफ आन्दोलन विकसित देशों में हुआ, हमने तो बाध्य होने पर ही इसका अनुसरण किया। निदान केन्द्रों से होनेवाला घातक विकिरण हमारी समस्या है।

6. धूम्रपान व तम्बाकू सेवन से होनेवाला कैंसर

मत कहो, आकाश में कुहरा घना है,
यह किसी की व्यक्तिगत आलोचना है।

–दुष्यन्त कुमार

स्वरयंत्र और फेफड़ों का कैंसर

एक लम्बे अनुसन्धान और जद्दोजहद के बाद चिह्नित हुआ और स्वीकार किया गया कि तम्बाकू सेवन से कैंसर होता है। फेफड़े का कैंसर एक आम कैंसर है, अतः जब चिकित्सकों ने कहा कि उनके अनुभव के अनुसार धूम्रपान करनेवालों में यह अधिक होता है, तो विश्वास नहीं हुआ। हर धूम्रपान करनेवाले में कैंसर नहीं होता और जो धूम्रपान कतई नहीं करते उनमें भी यह होता है। धूम्रपान के धुएँ में फेफड़े में पहुँचे तत्त्वों का विश्लेषण किया गया और उनमें चिह्नित तत्त्वों को कैंसर कारक के बतौर जाँचा गया और जानवरों पर भी प्रयोग किए गए। तम्बाकू में कैंसर कारक तत्त्व चिह्नित हुए। फेफड़े में धुएँ के कणों के चारों ओर होनेवाली प्रक्रिया का परीक्षण मृत शरीर से निकाले हजारों फेफड़ों में किया गया। देखा गया कि धीरे-धीरे कैसे यह कैंसर-पूर्व (प्रीकैंसरस) की ओर और फिर कैंसर कोशिकाओं में परिवर्तित होते हैं। साथ में धूम्रपान करनेवाले और धूम्रपान न करनेवाले दो बड़े समूहों के जीवनकाल में होनेवाले फेफड़े के कैंसर अनुपात को मापा गया। धूम्रपान करनेवालों में यह कहीं अधिक अनुपात में हुए। कुल मिलाकर यह स्वीकार किया गया कि धूम्रपान से फेफड़े, गले और स्तन के कैंसर होते हैं। और चूँकि तब सिगरेट बनानेवाले इसके लिए चेतावनी नहीं देते थे, कैंसर रोगियों ने जिन्होंने मुकदमे किए, उन्हें भारी मुआवजा मिला। सिगरेट कम्पनियों को अपने बाजार के अनुपात में यह

रकम अदा करनी पड़ी। कम्पनियों को तब बाध्य किया गया कि वे सिगरेट की डिब्बी पर चेतावनी लिखें। सिगरेट के सेवन की कमी के साथ-साथ धूम्रपान जनित कैंसर में भी कमी आई। तम्बाकू खानेवालों को मुँह का कैंसर बहुत होता है। देश में आज सबसे अधिक कैंसर मुँह और गले के होते हैं। मुँह, गला, स्वरयंत्र, फेफड़े, आहार नली, आमाशय और अग्न्याशय के कैंसर अब तम्बाकू जनित कैंसर के रूप में चिह्नित हैं। भारत में तम्बाकू सेवन बीड़ी, चिलम, हुक्का, पान, गुटका, खैनी आदि विभिन्न रूप में व्यापक स्तर पर होता है; जीवन शैली के अन्तरंग अंग के रूप में; इनके कुप्रभावों के प्रति न अभी जन चेतना है, न ही उन्हें रोकने के लिए प्रभावी सराकरी नीति। अनुसन्धानकर्ताओं के अनुसार निवारण योग्य कैंसरों में तम्बाकू सेवन से होनेवाले कैंसर से मृत्यु भारत और चीन में प्रमुख है। अनुमान के अनुसार, भारत में 2010 में तम्बाकू सेवन से दस लाख व्यक्तियों की मृत्यु हुई।

7. डाइएथिल स्टिलबेस्टोरोल–सिंथेटिक (संश्लेषित) इस्ट्रोजन **नामक गर्भपोषक हारमोन देने पर महिलाओं की बच्चियों में गर्भाशय या योनि का कैंसर :** 1940 से 1971 तक जिन महिलाओं में गर्भ गिरने की सम्भावना होती थी, उन्हें डाइएथिल स्टिलबेस्टोरोल गर्भपोषक हारमोन दिया जाता था। यह काफी प्रचलन में था। 1970 में 7 किशोरियों और जवान लड़कियों में योनि और गर्भाशय में एक विशेष प्रकार का क्लियर सेल एडिनो कार्सिनोमा मिला। कैंसर पर अनुसन्धान के दौरान उन लड़कियों से गर्भपोषक हारमोन के सेवन के बारे में पूछा गया। सामने आया कि कैंसरग्रस्त इन लड़कियों को तो नहीं, लेकिन उनकी माताओं को अवश्य यह हारमोन दिया गया था। बाद में 500 से अधिक ऐसे कैंसर पाए गए। इन लड़कियों की माताओं के रिकॉर्ड निकलवाकर इसकी पुष्टि की गई। माँ को हारमोन दिया गया और गर्भस्थ बच्ची को बड़ी होने पर योनि कैंसर हुआ। सहज विश्वास नहीं होता, पर यह एक वैज्ञानिक सत्य है। यह सत्य सामने आने के बाद इस गर्भपोषक को गर्भवती महिलाओं को देना निषिद्ध कर दिया गया। तब तक यह लाखों गर्भवती महिलाओं को दिया जा चुका था। उन महिलाओं की सन्तति में इसका असर आज भी मिल रहा है। यह एक प्रमाणित कैंसर कारक हारमोन माना गया जो प्लेसेंटा पार गर्भ तक जा सकता है। 1980 में ऐसी कैंसरग्रस्त लड़कियों को दवा कम्पनियों से न्यायालय ने भारी मुआवजा दिलवाया।

लम्हों ने ख़ता की थी सदियों ने सजा पाई।

8. ऐसबेसटॉस से होनेवाला मेसोथेलियोमा कैंसर : 1970 के दशक में फेफड़े का एक विशेष प्रकार का घातक कैंसर सामने आया। अनुसन्धान पर मेसोथेलियोमा नामक यह कैंसर विशेषकर उन लोगों में पाया गया जो ऐसे व्यवसाय में कार्यरत थे जहाँ ऐसबेसटॉस से चीजें बनती थीं या इससे बनी चीजें काम में ली

जाती थीं। ऐसबेसटॉस से बननेवाले पट्टे, चद्दर, रंग, इंसूलेटर्स और ऐसबेसटॉस युक्त खनिज का खनन। विशेष प्रकार का कैंसर और विशेष व्यवसाय के लोग, दोनों का संगम, इसको कारण कारक की महत्त्वपूर्ण कड़ी माना गया। फेफड़ों में गए ऐसबेसटॉस के रेशों के चारों ओर शोथ कोशिकाओं का आक्रमण पाया गया। लम्बे समय बाद इन शोथ कोशिकाओं को कैंसर कोशिकाओं में परिवर्तित होते पाया गया। कैंसर की रोकथाम के अन्तर्गत जब ऐसबेसटॉस के काम और उससे सम्पर्क पर रोक लगी तो यह कैंसर लुप्त होता गया।

9. रंग (एनिलीन, बेंजीन, नाइट्रोसोग्वानेडिन) से होनेवाला मूत्राशय का कैंसर

पर्यावरण प्रदूषण में कैंसर कारक तत्त्व और उनसे होनेवाले चिह्नित कैंसर

राख, कितनी राख है, चारों तरफ बिखरी हुई,
राख में चिनगारियाँ ही देख, अंगारे न देख।

–दुष्यन्त कुमार

पर्यावरण प्रदूषण से कोशिका पर क्या कुप्रभाव होता है और उससे किस प्रकार की जीन विकृतियाँ होती हैं, इसका अध्ययन करनेवाली विज्ञान की शाखा को एपीजेनिटिक्स कहते हैं। वातावरण में प्रदूषकों से जीन्स पर प्रभाव और उनसे उत्पन्न जीन विकृतियों से होनेवाली व्याधियाँ, जैसे कैंसर, का अध्ययन एपीजेनिटिक्स की श्रेणी में आती हैं। पिछले कुछ वर्षों में इस विषय पर काफी अनुसन्धान हुआ है। कैंसर कारकों की पहचान की विधियाँ विकसित हुई हैं। पर्यावरण प्रदूषकों से कैंसर कैसे होते हैं और कौन से कैंसर होते हैं, इसके वैज्ञानिक साक्ष्य एकत्र किए गए हैं। कोशिका, उसकी आन्तरिक संरचना, आन्तरिक गूढ़ और जटिल रासायनिक प्रक्रिया का सूक्ष्म और सूक्ष्मतर अध्ययन हुआ है।

आज लगभग 250 वर्ष बीत गए जब चिमनियों की कालिख को वातावरण स्थित पहले कैंसर कारक तत्त्व के रूप में चिह्नित किया गया था। चिमनी की कालिख से चिमनी में घुसकर उसे साफ करनेवाले बच्चों को स्क्रोटम (फोते) का कैंसर होता था। आज प्राकृतिक और मानव निर्मित वातावरण में चिह्नित, सम्भावित और सामर्थ्य वाले कैंसर कारकों की लम्बी सूची है। पर्यावरण प्रदूषक कैंसर कारक तत्त्वों की संख्या और प्रसार में अप्रत्याशित वृद्धि हुई है। आज विभिन्न स्तर के साक्ष्य सामने आए हैं कि इन कैंसर कारकों के उत्तरोत्तर बढ़ते प्रभाव से कौन से और कैसे कैंसर बढ़ रहे हैं। कैंसरग्रस्त जनता में कुछ सुगबुगाहट तो शुरू हुई परन्तु इन कैंसर कारकों के प्रदूषण से जन-साधारण की

रक्षा करने का दायित्व जिन पर है, वे सर्वथा उदासीन हैं। यह चिन्ता का विषय है। कैंसर निवारण के प्रति तो जागरूकता ही नहीं है।

अमेरिका के चिकित्सा विशेषज्ञों ने राष्ट्रपति ओबामा को पत्र लिख आग्रह किया है कि जनता को अब यह स्वीकार नहीं है कि उत्तरोत्तर जुटते साक्ष्यों के बावजूद पर्यावरण प्रदूषकों से बढ़ते कैंसरों के प्रति, जिन्हें उचित राष्ट्रीय नीतियों से रोका जा सकता है, उनकी सरकार उदासीन रहे। जिन कैंसर कारक प्रदूषकों को विशेषज्ञों ने चिह्नित किया है, वे हैं–कीटनाशक, उर्वरक, औषधियों के निर्माण के अवशेष व उपोत्पाद (बाइप्रोडक्ट्स) जो पानी में आते हैं, घरों में काम आनेवाले अनेक रसायन और चमड़े की टेनिंग से आनेवाले अवशेष। कारों, ट्रकों और हवाई जहाजों से आनेवाले प्रदूषक इसमें और वृद्धि करते हैं। उनका कहना है कि पहले अनुमानित 6 प्रतिशत कैंसर पर्यावरण प्रदूषण से होना माना जाता था, जो अब के साक्ष्यों के अनुसार कहीं अधिक है।

प्रकृति निहित कैंसर कारकों से प्रभावित मानव शरीर हजारों-लाखों सालों से इससे लड़ रहा है। शरीर ने काफी सीमा तक उससे बचने की प्रतिरक्षात्मक क्षमता भी विकसित की है। लेकिन पिछले एक दशक में मानव निर्मित जितने कैंसर कारक तत्त्व पर्यावरण में छोड़े गए हैं, उनसे रक्षात्मकता विकसित करने में लम्बा समय लगेगा। कैंसर कारक तत्त्व बढ़े हैं। पर्यावरण में उनकी मात्रा बढ़ी है और बढ़ती जा रही है। विभिन्न साधनों और मार्गों से इनकी मानव शरीर तक पहुँच बढ़ी है। उनसे सम्पर्क में आने के अवसर बढ़े हैं। मानव शरीर में उनकी मात्रा बढ़ी है। शरीर पर इनके बहुआयामी कुप्रभाव सामने आए हैं। कैंसर बढ़े हैं, प्रदूषण से होनेवाले कैंसर। इन बहुस्तरीय साक्ष्यों के बावजूद अभी हम इस खतरे के प्रति उदासीन ही हैं। गैर-सरकारी संगठन, जो इस मुद्दे को देश में उठा रहे हैं, केवल मीडिया में कुछ सुर्खियाँ बटोरने के अलावा कुछ ठोस योगदान नहीं कर पाए हैं। नीति निर्धारकों के लिए तो यह अभी कोई मुद्दा ही नहीं है।

तुमने इस तालाब में रोहू पकड़ने के लिए,
छोटी-छोटी मछलियाँ चारा बनाकर फेंक दी।

–दुष्यन्त कुमार

कैंसर कारक प्रदूषक तत्त्व

कीटनाशक व खरपतवार नाशक
ऐसबेसटॉस, सिलिका, लकड़ी का बुरादा
हैवी मेटल्स/ भारी धातु–आर्सेनिक, क्रोमियम, निकिल

एरोमेटिक एमीन–4-एमीनोबाइफिनाइल, बेंजीडीन
कालिख/राख में पॉलिसाइक्लिक एरोमेटिक हाइड्रोकार्बन
रंजक, एरोमेटिक एमीइन
कार्बनिक विलायक (आर्गेनिकसोल्वेन्ट्स)–बेंजीन, विनाइल क्लोराइड
विकिरण
घर में फोर्मेल्डिहाइड, तम्बाकू का धुआँ
इलेक्ट्रोमैग्नेटिक फील्ड (विद्युत चुम्बकीय क्षेत्र)।

क्रोमियम-6 से कैंसर

इन खँडहरों में होंगी तेरी सिसकियाँ जरूर,
इन खँडहरों की ओर सफर आप मुड़ गया।

–दुष्यन्त कुमार

औद्योगिक इकाइयों से निस्सारित अवशेषों में अगर कैंसर कारक तत्त्व हों तो वातावरण प्रदूषण के फलस्वरूप प्रभावित लोगों में कैंसर की सम्भावना होती है। इस सन्दर्भ में अमेरिका की एक औद्योगिक इकाई से निस्सारित क्रोमियम-6 की कथा बड़ी रोचक है। इसमें प्रभावित लोगों को 333 मिलियन डॉलर का मुआवजा मिला जो अमेरिका के इतिहास में ऐसे मुकदमों में मिली सबसे बड़ी रकम थी। मुआवजा दिलानेवाली महिला, ऐरिन ब्रोकोविच, कोई वकील नहीं थी, न ही वह कानून जानती थी। वह एक वकालत फर्म में साधारण क्लर्क थी। तीन बच्चों की माँ, पति से अलग, उसकी माली हालत खराब थी। वह अपने उस वकील के पास काम माँगने गई जिसने उसके एक्सीडेंट में मुआवजे का केस लड़ा था। वकील ने उसे फाइलिंग क्लर्क के काम पर रख लिया। महिला का काम था मुकदमे की फाइल के कागजातों को विधिवत् लगाना, उन्हें सूचीबद्ध करना। वकील ने उसे एक केस फाइल दी। केस एक छोटे-से कस्बे के गरीब व्यक्ति की जमीन का था। औद्योगिक इकाई उसकी जमीन लेना चाहती थी। वकील अपनी सेवाएँ मुफ्त दे रहा था। महिला को आश्चर्य हुआ जब जमीन के मुकदमे के कागजात में उसे रोग सम्बन्धी बहुत सारे रिकॉर्ड मिले। महिला ने वकील से कहा कि वह इस केस की तह तक जाना चाहती है। वह उस व्यक्ति के घर गई। कस्बे को देखा। जमीन को देखा। रोगों के बारे में पूछा। वहाँ के अन्य लोगों से मिली। जो तथ्य उभरकर आए वे निम्न थे–

कस्बे का नाम था हिन्कले, अमेरिका के कैलीफोर्निया में। वहाँ की औद्योगिक इकाई थी–पेसिफिक गैस एंड इलेक्ट्रिक कम्पनी। कम्पनी ने कस्बे में एक बड़ा कम्प्रेशर लगा रखा था। पाइपलाइन में बहनेवाली गैस को कम्प्रेश किया जाता था

जिससे वह 560 किलोमीटर तक जा सके। कम्प्रेशर को ठंडा करने के लिए बड़ी मात्रा में पानी की आवश्यकता होती थी। पानी को पास के तालाब में रखा जाता था। कम्प्रेशर में कूलिंग टावर्स को पानी से जंग लगने से बचाने के लिए क्रोमियम-6 उपयोग में लिया जाता था। क्रोमियम-6 से अनेक शारीरिक रोग, जैसे-नाक से खून बहना, कैंसर आदि होने की सम्भावना होती है। कम्प्रेशर से निस्सारित पानी में क्रोमियम-6 अत्यधिक मात्रा में होता था जो कच्चे तालाब की जमीन से रिसकर (1952-1966 तक) भूतल के पानी को प्रदूषित कर नलकूपों के माध्यम से कस्बे के घरों में पहुँच रहा था। इकाई के तालाब में काम करनेवाले कर्मचारियों को अनेक प्रकार के रोग हुए थे जिनकी क्रोमियम-6 से होने की चिकित्सकों ने आशंका जाताई थी। कर्मचरियों का मेडिकल रिकॉर्ड कम्पनी के सेन फ्रांसिस्को स्थित मुख्यालय के ध्यान में लाया गया था। कम्पनी ने यह सारा रिकॉर्ड नष्ट करने को और इसे उजागर न करने को कहा। जिस व्यक्ति को यह रिकॉर्ड नष्ट करना था, उसने नष्ट नहीं किया वरन् अपने पास रख लिया। ऐरिन ब्रोकोविच को ये रिकॉर्ड मिल गए। वह कस्बे में घर-घर गई और उनका मेडिकल रिकॉर्ड एकत्रित किया। कस्बे के 633 लोगों ने सामूहिक दावे के लिए वकील और ऐरिन को अधिकृत किया। विस्तृत अनुसन्धान के बाद साक्ष्यों के साथ 1993 में मुकदमा दायर हुआ और 1996 में कम्पनी ने 333 मिलियन डॉलर (तब 1000 करोड़ रुपए से अधिक) का मुआवजा देकर समझौता किया। यह सब ऐरिन ब्रकोविच के अथक परिश्रम के कारण हुआ। उनके जीवन और इस मुकदमे पर बाद में एक फिल्म बनी जिससे वह जग-प्रसिद्ध हो गई। आज वह पर्यावरण प्रदूषण से स्वास्थ्य पर होनेवाले कुप्रभावों की जानी-मानी कार्यकर्ता है। सब उसका लोहा मानते हैं।

विषाणु-जनित कैंसर

किसी भी गाँठ या फोड़े के संक्रमण से होने की सम्भावना चिकित्सकों की प्राथमिक सोच थी लेकिन कभी भी वे गाँठ में कीटाणु चिह्नित नहीं कर पाए। कैंसर का विषाणु (वायरस) से होने के साक्ष्य एक विस्मयकारी संयोग था। पहले जानवरों में कैंसर में विषाणु मिले। तात्पर्य था कि कैंसर विषाणु से हो सकता है। इस साक्ष्य ने चिकित्सकों और वैज्ञानिकों को उत्साह से भर दिया। इसमें उन्हें कैंसर के सार्थक उपचार खोज पाने की सम्भावनाएँ दिखाई दीं। अतः हर प्रकार के मानव कैंसर में वायरसों की खोज की गई। मेहनत निरर्थक साबित हुई, किसी में भी वायरस नहीं मिला। फिर एक मानव कैंसर में विषाणु चिह्नित हुआ। विषाणुओं को चिह्नित करने की विधियों के विकास से फिर वे कैंसर चिह्नित किए गए जो विषाणुजनित थे। एक

समय था जब कैंसर के वायरस से होने की धूम मची थी, लगता था कैंसर का कारण हाथ में आ गया है। लेकिन अपेक्षाएँ धूमिल साबित हुईं। केवल कुछ ही कैंसर चिह्नित हुए जो विषाणु-जनित थे। कैंसर होने के अनेक कारणों में वायरस भी एक निकला।

1. राउस सारकोमा वायरस से होनेवाला प्लाईमाउथ चिकन सारकोमा : राउस ने 1910 में एक प्लाईमाउथ मुर्गे की पीठ पर मांसपेशियों से होनेवाले कैंसर की कोशिकाओं (स्पिन्डल सेल सारकोमा) को दूसरे मुर्गे के शरीर में इंजेक्ट किया। दूसरे मुर्गे को वही कैंसर हो गया। तो क्या कैंसर, कोशिकाओं से संचारित हो सकता है? राउस ने बाद में उन कोशिकाओं के घोल को सूक्ष्म छलनी से छाना और कोशिका-विहीन छने हुए द्रव को मुर्गे के शरीर में प्रवेश कराया। मुर्गे को फिर भी कैंसर हुआ। अर्थात् कैंसर संचारण कोशिकाओं से नहीं उनसे कहीं छोटे तत्त्वों से होता है। कोशिकाओं के अन्दर से आया कैंसर कारक इतना छोटा तत्त्व वायरस के सिवा क्या हो सकता है? बाद में इसे वायरस (विषाणु) के रूप में चिह्नित किया गया और इसे राउस सारकोमा वायरस का नाम दिया गया। यह पहला विषाणु जनित कैंसर चिह्नित हुआ था। इससे वैज्ञानिकों में बड़ा उत्साह जागा। हर तरह के कैंसर में वायरस की खोज आरम्भ हो गई। 1935 में राउस के साथी रिचार्ड शोपे ने खरगोश पेपिलोमा वायरस से होनेवाली गाँठ का पता लगाया। दस साल बाद चूहे में रक्त कैंसर करनेवाले वायरस का और फिर बिल्ली में, लेकिन मानव कैंसर में किसी में वायरस नहीं मिला।

2. एप्सटन बार वायरस से अफ्रीकन बच्चों में गले का कैंसर : 1958 में डॉ. डेनिस बर्किट को, अफ्रीका के एक हिस्से में, जहाँ मलेरिया होना सामान्य बात थी, एक विशिष्ट प्रकार का गले का कैंसर मिला। यह बी सेल लिम्फोमा नामक घातक कैंसर 2 से 14 साल के बच्चों में होता था। मलेरिया के व्यापक प्रचलन के कारण सोचा गया कि यह कैंसर मलेरिया परजीवी (पैरासाइट) से हो सकता है। विषाणु विशेषज्ञों ने जब इसे कैंसर कोशिकाओं से अलग करने की कोशिश की तो यह मलेरिया परजीवी नहीं, एक विषाणु निकला। यह एप्सटन बार वायरस के रूप में चिह्नित हुआ जिससे संक्रामक मोनोन्यूक्लियोसिस नामक रोग होता है। वहाँ के जनसाधारण में व्याप्त यह विषाणु, किसी कारण से शरीर की प्रतिरोधात्मक शक्ति कम होने पर, कैंसर उत्पन्न करता है। मानव कैंसर कारक यह विषाणु तब पहला और एकमात्र विषाणु था। वैज्ञानिकों का उत्साह चरम पर था। लगा इन विषाणुओं को खोजकर, उनका प्रतिरोधी वैक्सीन बनाकर कैंसर पर विजय पाई जा सकती है जैसे तब पोलियो वायरस के प्रतिरोधी वैक्सीन का सफल प्रयोग हुआ। लेकिन यह दीर्घकालिक दु:साध्य कार्य था। इस घातक कैंसर पर काबू पाने के लिए उपलब्ध

औषधियों का सामूहिक प्रयोग ही विकल्प था। सात कैंसररोधक विषैली औषधियों का एक साथ सामूहिक प्रयोग किया गया। इनमें से एक दवा तो नाइट्रोजन मस्टर्ड गैस (युद्ध में काम ली जानेवाली घातक गैस) जैसी अति विषैले रसायन की थी। इस सामूहिक सघन चिकित्सा से अफ्रीकी बच्चों के इस घातक कैंसर पर विजय पाई गई।

3. हेपेटाइटिस सी और बी वायरस : हेपेटाइटिस सी और बी वायरस का लिवर (यकृत) से विशिष्ट लगाव (एफिनिटी) होता है। इनसे लिवर का संक्रमण होता है। वायरस से लिवर कोशिकाएँ नष्ट होती हैं। नष्ट हुई कोशिकाएँ जड़ तन्तुओं में परिवर्तित हो जाती हैं जिनके कारण लिवर सिरोसिस नामक रोग हो जाता है। समयोपरान्त इस संक्रमित लिवर में हेपेटोसेल्यूलर कैंसर होता है। दीर्घकालिक संक्रमण निहित प्रक्रिया से लिवर की सामान्य कोशिका कैंसर-कोशिका में परिवर्तित हो जाती है। जिन रोगियों में हेपेटोसेल्यूलर कैंसर होता है उनमें अधिकांश में क्रोनिक वायरल हेपेटाइटिस होती है। जिन व्यक्तियों के रक्त में हेपेटाइटिस वायरस के कण मिलते हैं, उनमें विषाणु जनित यकृत संक्रमण मिलता है। विषाणु संक्रमित रक्त के किसी अन्य व्यक्ति में संचारण से उसमें लिवर का संक्रमण होता है। विशिष्ट विषाणुजनित दीर्घकालिक यकृत शोथ के परिणामस्वरूप विशिष्ट प्रकार का कैंसर उत्पन्न होता है अर्थात् यह विषाणुजनित कैंसर कारक संगम माना गया है। भारत में इस संक्रामक रोग, क्रोनिक वायरल हेपेटाइटिस से 2-3 प्रतिशत लोग ग्रसित हैं। इनमें घातक लिवर सिरोसिस और लिवर कैंसर होते हैं।

4. ह्यूमन पेपिलोमा वायरस से होनेवाला गर्भाशय-ग्रीवा कैंसर : यह महिलाओं के जननांगों में साधारण रूप में पाया जानेवाला वायरस है। लम्बे समय तक इसके संक्रमण से कुछ महिलाओं में गर्भाशय-ग्रीवा (सरविक्स) का कैंसर होता है। महिलाओं में होनेवाले कैंसर में यह कैंसर प्रमुख है और इसका कारक है ह्यूमन पेपिलोमा वायरस। हाल ही में इस वायरस के खिलाफ वैक्सीन निकली है जिसका प्रयोग किशोरियों में कर इस वायरस-जनित कैंसर की रोकथाम के प्रयास किए जा रहे हैं।

5. ह्यूमन टी लिम्फोट्रोफिक वायरस टाइप वन से टी सेल रक्त कैंसर।

6. ह्यूमन टी लिम्फोट्रोफिक वायरस टाइप टू से हैयरी सेल रक्त कैंसर : इस कैंसर की कोशिकाओं की सतह पर लोम (बाल) जैसे होते हैं अतः इसे हेयरी सेल कैंसर कहते हैं। यह शिथिल गति का लिम्फेटिक ल्यूकीमिया होता है, बी श्वेत कोशिकाओं का कैंसर। बी कोशिकाएँ जो एंटीबॉडीज बनाती हैं जबकि टी कोशिकाएँ स्वयं आक्रमण करती हैं। इस कैंसर की विशेषता यह होती है कि यह मात्र एक कैंसर रोधक औषधि से ठीक हो सकता है। दवा के एक कोर्स के बाद

रोगी एक दशक तक कैंसरमुक्त रहता है। यह ऐसा कैंसर है जो सदा के लिए भी ठीक हो सकता है। इसमें प्रारम्भिक अवस्था में किसी उपचार की आवश्यकता नहीं होती। देर से इलाज करने पर इसके ठीक होने पर कोई असर नहीं होता।

7. ह्यूमन हरपीज वायरस से केपोसी सारकोमा : सामान्य रूप से शरीर में व्याप्त यह वायरस, शरीर की प्रतिरोधात्मक शक्ति कम होने पर, एक विशेष प्रकार के कैंसर को जन्म देता है। एच.आई.वी. संक्रमण जब प्रतिरोधात्मक शक्ति कम होने पर एड्स में परिवर्तित हो जाता है, तब इस हरपीज वायरस से यह घातक कैंसर होता है। आज एड्स के रोगियों में अन्तस्थिति (टर्मिनल स्टेज) का प्रमुख कारण है।

वायरस (विषाणु) कैसे एक सामान्य कोशिका को कैंसर कोशिका में परिवर्तित कर देते हैं? विषाणु स्वयं डी.एन.ए. या आर.एन.ए. अणुओं द्वारा बने होते हैं। इनमें अपना स्वतः संवर्द्धन (रेप्लीकेशन) करने की क्षमता होती है। इसके लिए आवश्यक है कि विषाणु किसी कोशिका के अन्दर प्रवेश करें जहाँ ऐसी संवर्द्धन प्रक्रिया सम्भव है। हर कोशिका के गुणसूत्र में एक गुण पी-16 होता है जो कोशिका के स्वतः सृजन-संवर्द्धन (रेप्लीकेशन/मल्टीप्लीकेशन) पर रोक लगाता है। वायरस अपनी स्वयं सृजन-संवर्द्धन की रासायनिक प्रक्रिया में कोशिका के इस गुण को अक्षम कर देता है। फलस्वरूप कोशिका का विभाजन से सृजन-संवर्द्धन (विभाजन प्रक्रिया द्वारा) अनियंत्रित, अनियमित हो जाता है और सामान्य कोशिका कैंसर कोशिका बन जाती है।

रोगाणु से होनेवाला आमाशय कैंसर

विषपान की गाथा। बिना मरे स्वर्ग नहीं मिलता। विषाणु कोशिका के अन्दर प्रवेश कर संक्रमण करते हैं। वे स्वयं डी.एन.ए. या आर.एन.ए. द्वारा निर्मित होते हैं और कोशिका के अन्दर रहकर बढ़ते हैं। अतः वे किसी कोशिका में ऐसा आन्तरिक परिवर्तन कर सकते हैं कि सामान्य कोशिका कैंसर कोशिका बन जाए, लेकिन रोगाणु ऐसा कैसे कर सकते हैं, यह समझ के परे था। बैक्टीरिया (रोगाणु) से होनेवाले कैंसर की पहचान एक विलक्षण और विस्मयकारी संयोग था। एक चिकित्सक के विषपान से उजागर हुआ घातक कैंसर का रहस्य।

सन् 1979 में बेरी मार्शल और रोबिन वारेन ने आस्ट्रेलिया के रॉयल पर्थ अस्पताल में पेप्टिक अल्सर डिजीज–आमाशय घाव रोग–पर अनुसन्धान शुरू किया। तब मार्शल मेडिसिन में मात्र एक जूनियर रेसीडेंट थे और वारेन उनके समकक्ष गेस्ट्रोएंटरोलॉजिस्ट–आंत्ररोग विशेषज्ञ। सदियों से चले आ रहे इस रोग में

आमाशय में घाव हो जाते हैं। आमाशय में पहले इनफ्लामेशन (शोथ) और फिर घाव। आमाशय और छोटी आँत के प्रारम्भिक भाग–ड्यूडिनम–में जहाँ यह खुलता है, उसमें भी इसी तरह के घाव हो जाते हैं। साथ ही आहार नली (इसोफेगस) के अन्तिम भाग में भी यह घाव हो जाते हैं। ये तीनों भाग आमाशय के अम्लीय द्रव के सम्पर्क से आते हैं। इसीलिए इसे एसिड पेप्टिक डिजीज भी कहा जाता है। बड़ा दर्द होता है। दर्द और जलन। भूखे पेट तीव्र जलन और दर्द। कुछ खाते ही राहत। लेकिन पेट खाली होते ही फिर दर्द। अम्ल की अधिकता इसका कारण माना जाता था। तनाव, मानसिक उद्वेलन व अवसाद, भागम-भाग की जीवन शैली, खान-पान में अनियमितता से आमाशय में अधिक अम्ल बनता है। मस्तिष्क से वेगस नर्व द्वारा आई तरंगों से आमाशय में अम्ल का स्राव होता है। अत: इलाज के लिए एंटाएसिड (अम्ल रोधक, अम्ल शामक) दवाइयाँ, अम्ल बनने से रोकनेवाली दवाइयाँ, दी जाती हैं। दवाओं से काबू न आने पर और घाव बड़ा हो जाने पर शल्यक्रिया द्वारा आमाशय का अम्ल बनानेवाला अधिकांश भाग, अल्सर सहित निकाल दिया जाता है और आमाशय को सीधे छोटी आँत से जोड़ दिया जाता है। साथ ही वेगस नर्व को भी काटा जाता है ताकि अम्ल स्रावक तरंगें आमाशय तक न आएँ। घाव से कई बार भयंकर रक्तस्राव भी होता है और लम्बे समय तक इस रोग के चलने से आमाशय का कैंसर, जो आम था।

यह था वह घातक रोग जिस पर डॉ. मार्शल और डॉ. वारेन अनुसन्धान करने चले थे। उन्हें विश्वास था कि यह संक्रामक रोग है जो किसी रोगाणु से होता है। यह उस समय की मान्यता के सर्वथा विपरीत था। आमाशय के अम्लीय तरल में कोई जीवाणु जीवित रह ही नहीं सकता। प्रकृति ने आमाशय में अम्लीय तरल बनाया ही इसलिए है ताकि खाने-पीने में आनेवाले सारे जीवाणु यहीं समाप्त हो जाएँ। लेकिन दोनों अनुसन्धानकर्ताओं का विश्वास अडिग था। वे पूरी जाँच-परख किए बिना यह मानने को तैयार नहीं थे। आमाशय के घावों से ली गई हर बायोप्सी की सूक्ष्मदर्शी यंत्र से जाँच की गई। उन्हें मिला कि घाव की सतह पर एक पतली-सी नीली झिल्ली होती है। यह क्या है? और गहराई से जाँच करने पर उन्हें उसमें टेढ़े-मेढ़े नन्हे कीटाणु से दिखे। तो क्या उनका सोच सही है? इसे सिद्ध करने के लिए आवश्यक था कि घाव के इन कीटाणुओं का बाहर संवर्द्धन किया जाए। इसके लिए वारेन, घाव की सतह से ब्रश से लेकर इसे संवर्द्धक युक्त पेट्री डिश में लगाते और उन्हें उगने और संवर्द्धन के लिए इंक्यूबेटर में रखते। 24 घंटे बाद देखते। सपाट। कुछ नहीं उगता। सैकड़ों में हर तरह की कोशिश की, पर व्यर्थ। हताश होने लगे। तभी भाग्य से अनहोनी घटी। एक महामारी के कारण अस्पताल में इतने रोगी आए कि वारेन को लेबोरेटरी में आने की फुर्सत ही नहीं

मिली। पेट्री डिशेज इंक्यूबेटर में ही पड़ी रह गईं। कुछ दिनों बाद जब उन्होंने पेट्री डिशेज को निकाला और जाँच की तो अचरज से सन्न रह गए। फफूँद सी उगी थी। उन्हें लेकर सूक्ष्मदर्शी यंत्र से देखा तो छोटी टेढ़ी दुमवाले हजारों कीटाणु कुलबुला रहे थे। हर मरीज के घाव से अब वे इन रोगाणुओं को उगाने में सफल हो रहे थे। अब यह तो सिद्ध हो गया कि आमाशय के घावों में ये रोगाणु होते हैं लेकिन इससे यह तो सिद्ध नहीं होता कि घाव इन्हीं के कारण हुए हैं। कोई मानने को ही तैयार नहीं था।

सारी मेहनत व्यर्थ। साथ ही अनुसन्धान के लिए मिला अनुदान भी समाप्त होने को था। सिद्ध करने के लिए आवश्यक था कि स्वस्थ व्यक्ति यह जानते हुए कि उसे यह रोग हो सकता है, स्वेच्छा से इन रोगाणुओं का सेवन करे। ऐसा कौन करेगा। किसी को इसके लिए बहला-फुसलाकर तैयार करना न नैतिक होगा और न ही स्वीकार। लेकिन डॉ. मार्शल का विश्वास पक्का था और वे अपनी धुन के भी पक्के थे। उन्होंने निश्चय किया कि वे स्वयं उन रोगाणुओं का सेवन करेंगे। वे भूखे पेट अस्पताल पहुँचे। अपने साथी को कहकर रोगाणुओं का घोल बनवाया और पी गए। फिर कुछ खाया नहीं। पेट में कुछ गुड़गुड़ तो हुई लेकिन विशेष कुछ नहीं हुआ। दूसरे दिन हालत खराब। पेट में तीव्र जलन, दर्द, उलटी। आकर अस्पताल में भर्ती हुए। वारेन ने दूरबीन से परीक्षण किया। आमाशय सुर्ख लाल, जगह-जगह घाव। घाव से लिये गए सैम्पल में वही रोगाणु। वहाँ से ली गई बायोप्सी में भी वही रोगाणु। अन्ततः सिद्ध हो गया कि पेप्टिक अल्सर इन्हीं रोगाणुओं के कारण होता है।

तब उन्होंने इन हेलिकोबेक्टर पाईलोरी (आमाशय में मिले टेढ़ी दुमवाले रोगाणु) पर दवाइयों का प्रयोग कर उन औषधियों को चिह्नित किया जो इन रोगाणुओं में प्रभावकारी थीं। इन दवाओं के सेवन से रोग पर काबू पाने में सफलता मिली। सदियों से चले आ रहे इस रोग में 80 प्रतिशत तक कमी आई। इस रोगाणु से होनेवाले दीर्घकालिक संक्रमण से होनेवाले रोगाणु-जनित आमाशय कैंसर में भी कमी आई। एक भयानक रोग से मुक्ति मिली। बाद में इस कार्य के लिए डॉ. मार्शल और डॉ. वारेन को नोबेल पुरस्कार से सम्मानित किया गया।

कीटनाशक से कैंसर

कीटनाशक जैविक विष होते हैं। विभिन्न प्रकार के रासायनिक विष। मानव शरीर पर उनके कुप्रभाव की सम्भावना तार्किक है। इनसे कैंसर भी हो सकता है, ये साक्ष्य कीटनाशकों के व्यापक प्रयोग पर धीरे-धीरे सामने आए हैं। कीटनाशकों के व्यापक

प्रयोग से अमेरिका में पक्षी विलुप्त हो गए। पक्षियों का कलरव बन्द हो गया, वादियाँ शान्त हो गईं। इसी को आधारित कर रेसेल कारसन ने 1962 में 'साइलेंट स्प्रिंग' पुस्तक लिखी जो क्रान्तिकारी सिद्ध हुई। पहली बार कीटनाशकों के घातक प्रभाव उजागर हुए, मीडिया से जानकर जनसाधारण उद्वेलित हुआ, सरकार जागी। विश्व भर में प्रतिक्रिया हुई। वातावरण में प्रति वर्ष हजारों टन इस विष के घुलने के प्रति लोग सजग हुए।

समस्त कीटनाशक जैविक विष हैं। विभिन्न प्रकार के विष अलग-अलग तरह से प्रभावी होते हैं, सभी विष जीव कोशिकाओं में सतत चल रही रासायनिक जीवन प्रक्रिया को बाधित कर ही इसमें सफल होते हैं। हर कोशिका को जीवित रहने और अपना कार्य करने के लिए ऊर्जा की आवश्यकता होती है। कोशिका में पोषक तत्त्वों की ऑक्सीकरण प्रक्रिया से ऊर्जा उत्पन्न होती है जो ए.टी.पी. के रूप में उपलब्ध होती है। अधिक क्रियाशील और सृजनशील कोशिकाओं की ऊर्जा की आवश्यकता कार्य अनुरूप अधिक होती है। इसी कारण सृजनशील (मल्टीप्लाइंग/डिवाइडिंग) कोशिकाएँ विष के कुप्रभाव के प्रति अधिक संवेदनशील होती हैं। सूक्ष्म मात्रा में व्याप्त कीटनाशक मानव शरीर में सृजनशील कोशिकाओं की सृजन एवं संवर्द्धन प्रक्रिया को बाधित करते हैं। बाधित जैविक प्रक्रिया से कोशिका की जीन संरचना में विकृति उत्पन्न हो जाती है। फलस्वरूप सृजन और संवर्द्धन को नियंत्रित और नियमित करनेवाली प्रक्रियाएँ नष्ट या विकृत हो जाती हैं और सामान्य कोशिका कैंसर कोशिका बन जाती है; अनियंत्रित विभाजन, अन्य कोशिकाओं पर आक्रमण की क्षमता, पोषक तत्त्वों की अपनी आवश्यकता के लिए रक्त वाहिनियाँ बनाने की क्षमता और शरीर में दूर किसी भी अंग में जाने की क्षमता प्राप्त कर लेती हैं।

जिस प्रकार मुँह, गले व फेफड़े के कैंसर को तम्बाकू-जनित, और रक्त, थायरॉइड व स्तन के कैंसरों को एक्स किरण-जनित कैंसर माना जाता है, उसी प्रकार लिमफोमा ल्यूकीमिया (रक्त कैंसर), लिवर कैंसर, पित्त की थैली का कैंसर, आहार नली का कैंसर और स्तन कैंसर कीटनाशक-सम्बन्धी कैंसर चिह्नित हुए हैं।

कीटनाशक और खरपतवार नाशक आर्सिनिक आधारित रसायन, जैसे-सोडियम आर्सिनेट और कैल्सियम आर्सिनेट चिह्नित कैंसर कारक हैं। जानवरों पर परीक्षण एवं मानव अध्ययन के आधार पर डी.डी.टी., लिन्डेन, बेंजीन हेक्साक्लोराइड, नाइट्रोफिनोल्स, पेराडाइक्लोरोबेंजीन, क्लारोडेन, कार्बामेट-आई.पी.सी. व सी.आई.पी.सी., को सम्भावित कैंसर कारक के रूप में चिह्नित किया गया है। साथ ही इन्हें छिड़काव के लिए जिन पेट्रोलियम आधारित द्रव्यों में घोला जाता है उनमें स्थित एरोमैटिक साइक्लिक और अनसेच्यूरेटेड हाइड्रोकार्बन भी कैंसर कारक होते

हैं। देश के बाजारों में व्यापक रूप में उपलब्ध मिलावटी कीटनाशक अति घातक होते हैं। कीटनाशकों से होनेवाले निम्न कैंसर चिह्नित हैं–

डी.डी.टी. से–स्तन कैंसर, नॉन होजकिन्स लिम्फोमा, रक्त कैंसर

एंडोसल्फान से–पुरुषों में प्रोस्टेट व वृषण कैंसर और महिलाओं में स्तन कैंसर

एल्ड्रीन से–फेफड़ों का कैंसर

क्लोरोडेन से–मस्तिष्क कैंसर, नॉनहोजकिन्स लिम्फोमा

लिंडेन से–लिवर, स्तन व नॉनहोजकिन्स लिम्फोमा

डायाजियोन से–नॉनहोजकिन्स लिम्फोमा

2, 4–डी से–सब कैंसर की दर दुगुनी, नॉनहोजकिन्स लिम्फोमा

सिमाजीन व एट्राजीन से–वृषण कैंसर

ऐमीनोट्रायाजोल से–थायरॉइड कैंसर

कैंसर कारक कीटनाशक रसायनों के मानव शरीर पर प्रभाव से कैंसर होने में साधारणतया कई वर्ष लगते हैं। क्रमशः होते जीन विकृतीकरण (म्यूटेशन) समयोपरान्त जब चरम पर पहुँचते हैं, तब कैंसर होता है। कुछ रक्त कैंसर इसके अपवाद हैं। एक गृहिणी मकड़ियों से बहुत परेशान हो जाती थी। बर्दाश्त नहीं कर पाती थी। अगस्त माह में अपने घर के तलघर में डी.डी.टी. कीटनाशक का घोल लेकर गई और नीचे-ऊपर हर कोने में पम्प से उसका छिड़काव किया। इतना छिड़काव कि स्वयं की तबीयत खराब हो गई–जी खराब, घबराहट, दुर्बलता। इसको साधारण भाव से लिया, ठीक हो गई। सितम्बर मास में फिर दो बार छिड़काव किया। दोनों बार तबीयत खराब हुई। तीसरी बार तबीयत कुछ ज्यादा ही खराब हुई–बुखार, जोड़ों में दर्द, कमजोरी और हाथ-पाँव की शिराओं में सूजन। चिकित्सक को दिखाया। जाँच पर अक्यूट ल्यूकीमिया–रक्त कैंसर निकला। अगले महीने तो महिला की मृत्यु ही हो गई।

एक अन्य व्यक्ति पुरानी बिल्डिंग में अपने ऑफिस में तिलचट्टों से बहुत दुखी था। स्वयं तकनीकी विशेषज्ञ था। आगन्तुकों, विशेषकर महिलाओं के सामने तिलचट्टा आ जाने पर उसे बड़ी शर्मिन्दगी महसूस करनी पड़ती थी। सफाई कर्मचारी से जब बात नहीं बनी तो उसने तिलचट्टा उन्मूलन कार्य अपने हाथ में लिया। शनिवार की ऑफिस में छुट्टी थी। 25 प्रतिशत डी.डी.टी. का मिथाइलीन नेफ्थालीन में घोल लिया और पम्प से एक ही बार में छिड़काव कर सफाया करने में जुट गया। हर कोने, हर नाली के छेद में, सब जगह खूब छिड़काव किया, और घर आ गया। कुछ ही समय बाद उसके शरीर में जगह-जगह खून के धब्बे उभर आए। रक्तस्राव शुरू हो गया। अस्पताल में भर्ती हुआ। रक्त बनानेवाली मज्जा (बोनमेरो) गम्भीर रूप से क्षतिग्रस्त हो गई थी। एप्लास्टिक एनीमिया हो गया। खून

बनना बन्द हो गया था। रक्तस्राव रोधक तत्त्व की गम्भीर कमी के कारण रक्तस्राव रुक ही नहीं रहा था। अगले पाँच महीने से अधिक के इलाज में 59 बोतल खून की चढ़ानी पड़ी। सुधार हुआ लेकिन पूर्णतया स्वस्थ नहीं हो पाए। नौ वर्ष बाद उन्हें अक्यूट ल्यूकीमिया–घातक रक्त कैंसर हुआ। क्षतिग्रस्त रक्त मज्जा घातक कैंसर में परिवर्तित हो गई।

ऐसी ही कथा है दो चचेरे भाइयों की। बचपन से एक साथ रहते थे, साथ-साथ खेले, बड़े हुए और सदा साथ-साथ ही काम किया। अन्तिम काम दोनों ने एक फार्म–कोऑपरेटिव में किया। यहाँ उनका काम बेंजीन हेक्साक्लोराइड कीटनाशक के थैले उतारने और लादने का था। आठ महीने बाद एक भाई को अक्यूट ल्यूकीमिया–रक्त कैंसर हुआ और नौ दिन में उसकी मृत्यु हो गई। दूसरे भाई की तबीयत खराब रहने लगी। थकावट, शारीरिक दुर्बलता और बुखार। हालत गिरती गई और तीन महीने में जब अस्पताल में भर्ती होना पड़ा तो जाँच करने पर उसे भी घातक रक्त कैंसर से ग्रस्त पाया गया।

यहाँ दरख़्तों के साये में धूप लगती है,
चलो यहाँ से चलें और उम्र भर के लिए।

–दुष्यन्त कुमार

खंड-3

कैसे होता है कैंसर

बागबाँ ने आग दी जब आशियाने को मेरे,
जिन पे तकिया था वही पत्ते हवा करने लगे।

–साकिद लखनवी

कैंसर : कारण-कारक सम्बन्ध

किसी भी बाहरी तत्त्व से रोग या व्याधि होती है, यह स्थापित करने के लिए वैज्ञानिक मापदंड है। यह स्थापित होने के बाद ही यह पता लगाया जाता है कि यह तत्त्व कैसे रोग या व्याधि उत्पन्न करता है और उसमें क्या होता है। किसी कैंसर कारक के शरीर में प्रवेश करने और उसके फलस्वरूप कैंसर होने में इतना लम्बा समय लगता है कि दोनों के बीच सम्बन्ध सिद्ध करना टेढ़ी खीर होती है। कैंसर कारक के कोशिका में प्रवेश करने बाद कोशिका की सामान्य प्रक्रिया ही विकृत होकर उसे कैंसर कोशिका बना देती है। स्वयं की जीवनदाता प्रक्रियाएँ ही उसे भस्मासुर बना देती हैं।

रोग और रोगाणुओं के सहअस्तित्व में यह सिद्ध करने के लिए कि उस रोगाणु (कारण) के कारण ही वह रोग (कारक) हुआ है, रोबर्ट कोक द्वारा प्रतिपादित सिद्धान्त के अनुसार तीन परिस्थितियाँ प्रदर्शित करना अनिवार्य है–1. कि वह रोगाणु उस रोगी के शरीर में मौजूद हो; 2. कि रोगी के शरीर से वह रोगाणु अलग किया जा सकता हो; 3. कि अलग किए गए रोगाणु को किसी दूसरे के शरीर में प्रवेश करवाने पर वही रोग उसमें हो। प्रत्येक संक्रामक रोग में कोक का यह तीन स्तरीय सिद्धान्त सिद्ध होता है। विषाणुजनित कैंसर में भी यह सिद्धान्त सिद्ध किया जा सकता है। लेकिन जो कैंसर संक्रमण के कारण नहीं होते, उनमें कारण-कारक सम्बन्ध प्रदर्शित करने के लिए यह तीन स्तरीय सिद्धान्त यथावत् लागू नहीं होता। जैसे एक्स किरणों से होनेवाले कैंसर में एक्स किरणें तो शरीर में क्षति कर पार निकल जाती हैं, उसके फलस्वरूप कैंसर तो 10-15 साल बाद होगा। उस कैंसर में एक्स किरणें तो नहीं मिलेंगी।

आनुवंशिक (हेरिडिटरी) कैंसर

माता-पिता की जनन कोशिका (जर्म सेल) के गुणसूत्र या जीन्स में अगर ऐसी विकृति हो जाए जो कैंसर कारक है, तो इस विकृति का आनुवंशिकीय संचारण

सन्तति में होता है। माता-पिता से सन्तति में जानेवाले गुणसूत्रों (क्रोमोजोम्स) के गुणों या जीन्स में उत्पन्न विकृति सन्तति तक पहुँचती है, और अगर यह विकृति कैंसर कारक होती है तो यह सन्तति में कैंसर को जन्म देती है। इनका संचारण मेंडेलियन नियमों के अनुरूप परिवारों में होता है।

आज़ आनुवंशिक संचारित जीन विकृतियों को व्यक्ति की जाँचकर पहचाना जा सकता है। परिवार के सदस्यों में इसकी जाँच की जाती है। जिसमें यह विकृति पाई जाती है उसे कैंसर की सम्भावना से आगाह कर ऐसे उपाय किए जाते हैं कि या तो कैंसर होते ही प्रारम्भिक अवस्था में ही उसका निदान-उपचार किया जा सके या उसे होने ही नहीं दिया जाए।

1. ब्रेस्ट और ओवेरियन कैंसर सिंड्रोम : जिन महिलाओं की जीन संरचना में बी.आर.सी.ए. 1 नामक कैंसर कारक जीन चिह्नित हुआ है उनमें 80 प्रतिशत में जीवन काल में स्तन कैंसर और 40 से 60 प्रतिशत में ओवेरियन (डिम्ब ग्रन्थि) कैंसर होना पाया गया। यह जीन विकृति माता-पिता से सन्तति में जाती है— आनुवंशिक जीन विकृति।

2. ब्रेस्ट और ओवेरियन कैंसर सिंड्रोम : जिन महिलाओं में बी.आर.सी.ए. 2 जीन विकृति चिह्नित होता है, उनमें 80 प्रतिशत में स्तन कैंसर और 20 प्रतिशत में ओवेरियन कैंसर के साथ चमड़ी का काला, पैंक्रियाज, प्रोस्टेट, आमाशय और लिवर का कैंसर होने की सम्भावना होती है।

3. फेमेलियल एडिनोमेटस पोलिपोसिस : ऐसे परिवार, जिनके सदस्यों में बड़ी आँत में हजारों की संख्या में नन्हे-नन्हे पोलिप (मस्से) मिलते हैं, के सदस्यों में ए.पी.सी. नामक जीन विकृति होती है। इन मस्सों में से किसी भी एक की कैंसर में परिवर्तित होने की बड़ी सम्भावना रहती है। कब एक मस्सा कैंसर बन जाएगा, पता ही नहीं चलता। हजारों में होने के कारण इनको हटाया भी नहीं जा सकता। कैंसर से बचने का एकमात्र उपाय है, बड़ी आँत को ही निकाल देना।

4. हेरिडिटरी (आनुवंशिक) नॉन पोलिपोसिस कोलन कैंसर : इस जीन विकृतिवाले व्यक्ति की बड़ी आँत में मस्से न होते हुए भी बड़ी आँत का कैंसर होने की बड़ी सम्भावना रहती है।

5. फेमेलियल मेलेनोमा : इसी प्रकार आनुवंशिक संचारित एक विशेष जीन विकृति के सदस्यों में चमड़ी के काले कैंसर के साथ पैंक्रियाज और मस्तिष्क के कैंसर होने की अत्यधिक सम्भावना होती है।

6. मल्टिपल एंडोक्राइन नियोप्लेसिया टाइप 2 ए : आर.ई.टी.जीन विकृति होने पर अन्तःस्रावी ग्रन्थियों में, जैसे-थायरॉइड, पैराथायरॉइड और एड्रिनल ग्रन्थि के हारमोन स्रावक ट्यूमर होते हैं।

7. वॉन हिप्पेल लिन्डाउ सिंड्रोम : आनुवंशिक संचारित वी.एच.एल. जीन विकृति होने पर एक साथ या एक के बाद एक गुर्दे, एड्रिनल, मस्तिष्क और स्पाइनल कोर्ड के कैंसर होते हैं।

8. रेटिनोब्लास्टोमा : यह नवजात बच्चों में आँख के दृष्टिपटल (रेटिना) में होनेवाला कैंसर है। कोशिका के 13 न. गुणसूत्र के एक जीन (गुण)–जिसे रेटिनोब्लास्टोमा (आर बी) नाम से चिह्नित किया गया है–में संचारित आनुवंशिकीय विकृति के फलस्वरूप होता है। दो महीने से एक साल के बच्चे में हो जाता है। पारिवारिक संचारण के साक्ष्य होते हैं। प्रायः दोनों आँखों में होता है। कैंसर होने पर आँख की पुतली में सफेद चमक होती है, जैसी बिल्ली की आँख में रात में दिखती है। इस कैंसर का एक प्रकार दृष्टिपटल से आँख के अन्दर की ओर आता है। दूसरा, आँख के बाहर फैलने पर आप्टिक नर्व से होता हुआ मस्तिष्क में जा सकता है। तब यह घातक सिद्ध होता है। 30 प्रतिशत में यह दोनों आँखों में होता है। आज इसे प्रारम्भिक अवस्था में ही पहचाना जा सकता है। सर्जरी, लेसर, रेडिएशन और दवाओं से इसे नष्ट किया जाता है। प्रारम्भिक अवस्था में नष्ट करने पर 80 से 95 प्रतिशत में कैंसर से सदा के लिए मुक्ति मिल जाती है, अधिकांश में आँख को भी बचाया जा सकता है (दृष्टिहीनता को नहीं), यदि निदान और उपचार प्रारम्भिक अवस्था में हो जाए तो। इसके लिए आवश्यक है कि जिस परिवार में यह कैंसर पाया गया हो उस परिवार के सभी सदस्यों की सन्तान का बाल्यावस्था में इसके लिए नियमित परीक्षण हो। रेटिनोब्लास्टोमा का एक अन्य रूप भी होता है जो पहले वर्ष में न होकर 2 से 4 साल के बच्चों में होता है। यह भी आनुवंशिक होता है लेकिन इसमें जीन विकृति अप्रभावी (रिसेसिव) जीन युग्म में से केवल एक में तो जन्म से होती है और युग्म के दूसरे जीन में जन्मोपरान्त जब विकृति आती है तभी कैंसर होता है। यह अन्य कैंसरों की तरह ही जन्मोपरान्त जेनेटिक म्यूटेशन से होता है। कैंसर के बारे में जो आम धारणा है उससे विश्वास नहीं होता कि कैंसर अपने आप भी ठीक हो सकता है। लेकिन रेटिनोब्लास्टोमा के बारे में यह ज्ञात है कि कुछ में इसमें ओटोरिग्रेशन होता है अर्थात् इसमें कैंसर प्रक्रिया स्वतः ही उलट जाती है। फलस्वरूप कैंसर कोशिकाएँ नष्ट हो जाती हैं और क्षतिग्रस्त हुए दृष्टिपटल–रेटिना–में उसके अवशेष मिलते हैं।

प्रारम्भिक अवस्था में निदान होने पर बच्चों के इस दुर्भाग्यपूर्ण कैंसर में आज उपलब्ध चिकित्सा से कैंसर को नष्ट कर आँख को बचाया जा सकता है। लेकिन देश में चिकित्सा व्यवस्था के जो हालात हैं, उसमें समय पर निदान नहीं हो पाता। जयपुर की प्रमुख पैथोलोजी लैब, जो व्यवस्थित सूचना रखती है, में 11 वर्षों में (2001–11) रेटिनोब्लास्टोमा के लिए निकाली गई 34 आँखें परीक्षण के लिए

आईं। जाहिर है, प्रारम्भिक अवस्था में निदान नहीं हुआ। अधिकांश में तो कैंसर आँख के बाहर फैल चुका था। एक में तो आँख के साथ बाहर की हड्डी भी निकालनी पड़ी थी। बच्चे की क्या हालत हो गई थी इसका अन्दाज सर्जरी के लिए अभिभावक द्वारा दी गई निम्न स्वीकृति से लगाया जा सकता है–

> *"मुझे समझा दिया गया है कि मेरे पुत्र फारूख़ की दाईं आँख का कैंसर दिमाग तक फैल गया है और ऑपरेशन के बाद भी उसके बचने की उम्मीद बहुत कम है।*
>
> *ऑपरेशन सिर्फ़ फारूख़ के बचे हुए दिन आराम से गुजर जाने के लिए किया जा रहा है।*
>
> *ऑपरेशन में दाईं आँख निकाल दी जाएगी लेकिन कैंसर दिमाग और बाईं आँख में फैल सकता है।*
>
> *ऑपरेशन के बाद रेडियोथैरेपी और कीमोथैरेपी की जरूरत पड़ेगी।*
>
> *सभी पहलू समझकर मैं फारूख़ के ऑपरेशन की इजाजत देता हूँ।"*

अँगूठे का निशान–फकरू मोहम्मद (पिता); गवाह दस्तखत–मोहम्मद रईस (फूफा) 9.5.2008

बच्चों में होनेवाले कैंसर में आँख का कैंसर, रेटिनोब्लास्टोमा, समस्त कैंसर का 5 से 10 प्रतिशत तक होता है। अस्पताल आधारित कैंसर रजिस्ट्री (पंजीयन) के प्रकाशित आँकड़ों के अनुसार 10 वर्षों में (1984–93) मुम्बई में इस कैंसर के 338, बंगलूर में 126, चेन्नई में 150, थिरुवंथीपुरम में 83, चंडीगढ़ में 74 और डिब्रूगढ़ में 32 केस मिले थे। 2001–03 के संकलित आँकड़े क्रमश: हैं–86, 41, 43, 48 (चंडीगढ़ नहीं), 12।

बच्चों में होनेवाले कैंसर

बच्चों के (0–14 वर्ष) कैंसर को विशिष्ट श्रेणी का महत्त्वपूर्ण कैंसर माना जाता है। पछले 20 वर्षों में कैंसर उपचार में हुई उन्नति के फलस्वरूप आज बाल्यावस्था के काफी कैंसर, पूर्ण–कालिक ठीक होने (एमिनेन्टली क्यूरेबल) की श्रेणी में आते हैं। बच्चे को भरापूरा सार्थक जीवन मिलता है, समाज को एक स्वस्थ कार्यशील व्यक्ति। उपचार महँगे अवश्य हैं, लेकिन उपचार की सफलता, दीर्घकालिक स्वस्थ, सक्षम, सार्थक जीवन देने की क्षमता के आधार पर उपचार में हुए व्यय की सामाजिक उपादेयता कहीं अधिक है। इनमें से काफी कैंसर निवारण साध्य (प्रीवेंटेबल) भी हैं, जैसे–गर्भ की प्रारम्भिक अवस्था में माँ पर रेडिएशन, तम्बाकू सेवन व कीटनाशकों के प्रभाव से होनेवाले बाल्यावस्था के कैंसर, जिनमें बच्चों में

होनेवाला रक्त कैंसर प्रमुख हैं। गर्भवती महिला को इन कैंसर कारकों से बचाकर बच्चों को कैंसर से बचाया जा सकता है।

भारतीय कैंसर रजिस्ट्री प्रोग्राम के तहत अस्पताल में पंजीकृत 1984-93 के संकलित आँकड़ों के अनुसार 13,387 बच्चों में कैंसर पाया गया जो कुल 3,38,516 का 2.5 प्रतिशत था। 2001-03 में यह आँकड़ा 1916 और 63,444 था जिनमें चंडीगढ़ शामिल नहीं है।

केवल डिब्रूगढ़ को छोड़कर सभी रजिस्ट्री में रक्त कैंसर (ल्यूकीमिया) 40 प्रतिशत से अधिक है। दूसरे नम्बर पर लिम्फ कैंसर है (लिम्फोमाज) जो 9 से 14 प्रतिशत है। ये दोनों कैंसर औषधि-साध्य हैं। कारगर औषधियाँ उपलब्ध हैं।

बच्चों का एक और आम कैंसर जो उपचार साध्य है, वह है गुर्दे का कैंसर-नेफ्रोब्लास्टोमा या विल्म्स ट्यूमर। प्रमुख लक्षण केवल पेट फूलना होता है। ऐसे लक्षण कम होते हैं जो माँ-बाप का ध्यान आकर्षित करें। प्रारम्भिक अवस्था में निदान होने पर मात्र सर्जरी से गुर्दा निकालना यथेष्ट होता है। यह पहला सोलिड कैंसर था जिसमें कैंसर रोधक औषधि कारगर पाई गई थी। 1950 का दशक। फर्बर कैंसर रोधक दवाओं पर व्यापक परीक्षण कर रहे थे विशेषकर बच्चों में। रक्त कैंसर में औषधियों के कारगर प्रभाव से उत्साहित थे, उनका साहस भी बढ़ गया था। उन्हें सेलमेन वाक्समेन नामक माइक्रोबायोलॉजिस्ट (जीवाणु विशेषज्ञ) के एक दशक से चल रहे कार्य की जानकारी थी। वाक्समेन माटी में स्थित जीवाणुओं को संवर्द्धक शोरबे (न्यूट्रियन्ट ब्रोथ) में वृद्धि करते थे। ये जीवाणु एक-दूसरे से लड़ने के लिए जैविक विष बनाते हैं जैसे पेनेसिलियम जीवाणु, पनिसिलिन बनाता है। शोरबे से इन्हें अलग कर इनका शुद्धीकरण करते हैं। इन्हीं जैविक विष को एंटीबॉयोटिक कहते हैं। वाक्समेन ने अनेक ऐसी एंटीबॉयोटिक माटी के जीवाणुओं से पृथक (आइसोलेट) की थी। नन्ही छड़नुमा एक्टिनोमाइसिस से उन्होंने एक्टिनोमाइसिन एंटीबायोटिक बनाई थी। यह एक शक्तिशाली जीवाणु नाशक थी लेकिन थी काफी विषैली। चूँकि ये सभी एंटीबायोटिक जैविक विष थीं और कोशिका को नष्ट कर सकती थीं अतः फर्बर ने वाक्समेन से ऐसी सभी एंटीबॉयोटिक कैंसर रोधक के रूप में प्रयोग-परीक्षण के लिए मँगवा ली। पहले चूहों के कैंसर में इनका प्रयोग किया। एक्टिनोमाइसिन कैंसर नाशक थी। कुछ ही दिनों के बाद चूहों में कैंसर खत्म हो गया। तब फर्बर ने इनका मनुष्यों में प्रयोग किया। बच्चों के रक्त कैंसर में यह प्रभावहीन साबित हुई । फिर फर्बर ने 275 बच्चों में, जिनमें अलग-अलग घातक कैंसर थे, प्रयोग किया। एक कैंसर जिसमें एक्टिनोमाइसिन सफल हुई वह था बच्चों के गुर्दे का कैंसर-विल्म्स ट्यूमर। तब तक इस घातक कैंसर का इलाज सर्जरी और उसके बाद निकाली गई जगह पर रेडिएशन ही उपचार था। लेकिन काफी बच्चों में

जब तक यह इलाज किया जाता कैंसर फेफड़ों में फैल चुका होता। तब वहाँ भी रेडिएशन दिया जाता। फर्बर ने जब फेफड़ों में फैले कैंसर में एक्टिनोमाइसिन दी तो चमत्कारी असर हुआ। सारे फेफड़े में फैला कैंसर लुप्त हो गया। औषधि कैंसर नाशक तो निश्चय ही थी लेकिन यह राहत अल्पकालिक थी। तब फर्बर ने सोचा कि जब रेडिएशन और एक्टिनोमाइसिन दोनों अल्पकालिक असर करती हैं तो क्यों न दोनों को एक साथ देकर देखा जाए। और उनका प्रयोग सफल रहा। यह उपचार कैंसर को सर्वथा और दीर्घकालिक नष्ट करने में सफल सिद्ध हुआ। 1970 तक आते-आते तो बच्चों के अधिकांश कैंसर उपचार-साध्य हो गए। यह सब इसलिए सम्भव हुआ क्योंकि बच्चों के कैंसर के लिए अलग अस्पताल बने थे। अलग-अलग बाल रोग विशेषज्ञ इसमें भाग लेते थे। सामयिक निदान और उचित सफल उपचार के लिए आवश्यक है कि भारत में भी बाल कैंसर के लिए विशिष्ट केन्द्र स्थापित हों।

घर से मस्जिद बहुत दूर है चलो यूँ कर लें ,
किसी रोते हुए बच्चे को हँसाया जाए।
हमेशा मस्जिदों-मन्दिरों में वह नहीं रहता
सुना है कि बच्चों में छिपकर वो खेलता भी है।

–निदा फाजली

कैंसर जीन्स

अब यह स्थापित हो गया है कि कैंसर कोशिका में हुए जीन विकृति से ही कैंसर होता है। बाहरी तत्त्व हों, विषाणु हों या कोशिका की आन्तरिक रासायनिक क्रियाएँ, इनसे हुई जीन विकृति से ही कैंसर होता है। जीवन कोशिका विभाजन से ही शुरू होता है। विभाजन और संवर्द्धन से ही शरीर की संरचना होती है। विभाजन कोशिका की आदिम प्रवृत्ति है। इसको नियंत्रित करता है कोशिका के केन्द्रक में स्थित जीन्स का डी.एन.ए.। डी.एन.ए. में कैंसर कारक विकृति से ही कैंसर होता है।

मानव कोशिका में लगभग 30000 जीन्स चिह्नित किए गए हैं। ये क्रोमोजोम्स (गुणसूत्र) पर स्थित जीन हैं, जो डी.एन.ए. नामक रासायनिक यौगिक हैं। हर जीन में अपनी रासायनिक संरचना के अनुरूप विशिष्ट प्रोटीन संवर्द्धन करने की क्षमता होती है। हर ऐसी विशिष्ट प्रोटीन एक विशिष्ट रासायनिक प्रक्रिया आरम्भ करती है जो कोशिका के जैविक जीवन के लिए आवश्यक है। इन 30000 जीन्स में से मात्र कुछ ऐसे जीन होते हैं जिनमें विकृति आने के फलस्वरूप वे कैंसर कारक में परिवर्तित हो जाते हैं। अधिकांश में गुणसूत्र पर स्थित निकटस्थ जीन में एक के बाद

एक में यह परिवर्तन होने से एक कोशिका कैंसर कोशिका बनती है। कैंसर कोशिका की विशेषता होती है—अनियंत्रित, असीमित विभाजन, आक्रामकता, उत्पत्ति स्थल से दूर जाने की क्षमता, अपने पोषण के लिए नई रक्त वाहिनियाँ उत्पन्न करने की क्षमता और अमरता। यह सब अलग-अलग जीन्स में उत्पन्न विकृतियों से होता है।

गुणसूत्र (क्रोमोजोम) विकृति से होनेवाले कैंसर

1. माइलोजीनस ल्यूकीमिया : कोशिका विभाजन के समय गुणसूत्र 9 और गुणसूत्र 22 के अंश अगर आपस में बदल जाते हैं तो एक नया गुणसूत्र बन जाता है जिसे फिलेडेलफिया क्रोमोजोम के नाम से चिह्नित किया जाता है। अन्तःपरिवर्तन होने से अंश के जीन्स विकृत हो कैंसर कारक हो जाते हैं। इन कोशिकाओं से क्रोनिक माइलोजीनस ल्यूकीमिया—विशिष्ट प्रकार का रक्त कैंसर—हो जाता है। यह ऐसा पहला चिह्नित कैंसर था।

2. अक्यूट प्रोमाइलोसाइटिक ल्यूकीमिया : गुणसूत्र विकृति से होनेवाले इस रक्त कैंसर में माइलोइड शृंखला के श्वेत रक्त कण परिपक्वता की प्रोमाइलोसाइट अवस्था में रुके होते हैं। परिपक्व करनेवाली रेटिनोइक एसिड औषधि इस कैंसर पर नियंत्रण कर सकती है। इस खोज ने कैंसर चिकित्सा को नई दिशा दी थी। इस कैंसर में गुणसूत्र 15 और गुणसूत्र 17 के अंश आपस में बदल जाते हैं; सन्धिस्थल पर स्थित जीन विकृत होकर कैंसर जीन (ओंको जीन) बन जाता है। इस विकृत जीन द्वारा प्रेरित अपरिपक्व प्रोमाइलोसाइट्स अनियंत्रित विभाजन से एक से लाखों होने लगते हैं। अपरिपक्व प्रोमाइलोसाइट्स का कैंसर। यह विकृत जीन द्वारा बनी कैंसर प्रेरक प्रोटीन को रेटिनोइक एसिड चिपककर अवरुद्ध कर देता है।

3. बर्किट्स लिम्फोमा : अफ्रीका के बच्चों के गले में होनेवाला यह परिपक्व लिम्फोइड श्वेत कण कैंसर दीर्घकालिक वायरस संक्रमण से उत्पन्न गुणसूत्र विकृति से होनेवाला कैंसर है। विषाणु संक्रमण कैसे गुणसूत्र और जीन्स में घुल-मिलकर और विकृति उत्पन्न कर कैसे कैंसर कारक हो सकता है, इस कैंसर से ज्ञात होता है।

जीन संरचना और कैंसर कारक जीन विकृति

मानव शरीर की हर कोशिका में 46 गुणसूत्र होते हैं और हर सूत्र पर सैकड़ों जीन। जीन एक विशिष्ट डी.एन.ए. यौगिक के बने होते हैं। मानव कोशिका में 30000 जीन होते हैं जिनके समूह को जीनोम कहते हैं। कोशिका का आदि से अन्त तक

सारा जीवन चक्र—संरचना, संवर्द्धन और संचालन—इन्हीं जीन्स द्वारा होता है। प्रत्येक जीन में अपने अनुरूप एक विशिष्ट प्रोटीन यौगिक बनाने की क्षमता होती है। प्रत्येक ऐसी प्रोटीन एक निर्धारित रासायनिक प्रक्रिया को संचालित करती है। हर ऐसी प्रक्रिया विशिष्ट प्रयोजन के लिए होती है। तीस हजार में से मात्र कुछ ही ऐसे जीन्स होते हैं जिनमें विकृति होने पर कैंसर होता है। सामान्य कोशिका में यह जीन—

1. कोशिका विभाजन को प्रेरित करता है, (एक्टीवेटर) विभाजन प्रेरक जीन।
2. विभाजन पर अंकुश लगाता है, (सप्रेसर) विभाजन रोधक जीन।
3. कोशिका-संवर्द्धन को दिशा प्रदान करता है, (डिफरेंसियेशन) विभेदीकरण दिशा-प्रेरक जीन।
4. कोशिका को शरीर में एक स्थान से दूसरे स्थान पर जाने की क्षमता प्रदान करता है, (मेटास्टेसिस)।
5. आवश्यकता के अनुरूप नई रक्त वाहिनियाँ बनने को प्रेरित करता है (एंजीयोजेनेसिस) नव रक्तवाहिनियाँ प्रेरक जीन और
6. कार्य पूरा होने पर स्वयं को नष्ट करने की क्षमता रखता है। (अपोप्टोसिस, प्रोग्राम्ड सेल डेथ) आत्म-हनन जीन।

कैंसर कारक विकृतियाँ

- विभाजन करनेवाले जीन को सचेत व सक्रिय कर देती है,
- विभाजन पर अंकुश लगानेवाले विभाजन-रोधक जीन को निष्क्रिय कर देती है,
- दिशा-प्रेरक जीन को दिशाहीन कर देती है,
- कोशिका को आक्रामकता प्रदान करनेवाले जीन को सक्रिय कर देती है,
- रक्त वाहिनियाँ प्रेरित करनेवाले जीन को सक्रिय, और
- स्वयं को नष्ट करनेवाले जीन को निष्क्रिय कर देती है।

जीन समूह की इन विकृतियों के फलस्वरूप—

- कोशिका विभाजन उन्मुख/प्रदत्त हो जाती है,
- विभाजन निरंकुश हो जाता है,
- संवर्द्धन दिशाहीन हो जाता है,
- नई कोशिका की प्रवृत्ति आक्रामक हो जाती है, रक्त आपूर्ति के लिए नई रक्त वाहिनियाँ बनती हैं, और

– स्वयं को नष्ट करनेवाले जीन में विकृति के फलस्वरूप कोशिका को अमरत्व प्राप्त हो जाता है।

साधारण कोशिका कैंसर कोशिका बन जाती है। इन जीन्स को, जो विकृत होने पर कैंसर कारक हो जाते हैं, प्रोटोओंकोज़न्स कहते हैं और उनके विकृत स्वरूप को ओंकोजन्स (कैंसर कारक)। अभी तक 100 कैंसर-प्रेरक और 30 कैंसर-रोधक जीन चिह्नित किए जा चुके हैं।

अमरत्व

विकास के लिए ही विकास कैंसर दर्शन है।

कैंसर कोशिका अमर होती है। कैंसर कोशिका विभाजित होकर दो नई कैंसर कोशिकाओं को जन्म देती है जो स्वयं विभाजित होकर चार को फिर आठ को–और यह क्रम अनन्त चालू रहता है। सामान्य कोशिका में विभाजन निश्चित बार तक ही हो सकता है; विभाजन नियमित होता है, नियंत्रित होता है। इसे हेफ्लिंक लिमिट कहते हैं। कोशिका विभाजन से पूर्व कोशिका में उसके हर गुणसूत्र के समरूप एक नए गुणसूत्र का निर्माण होता है। इस निर्माण प्रक्रिया में गुणसूत्र के मध्य भाग से डी.एन.ए. के नए यौगिक शृंखलाबद्ध जुड़ते हुए दोनों छोर की ओर जाते हैं। नवनिर्मित गुणसूत्र के छोर को टेलोमीअर (पुछल्ला) कहते हैं। सामान्य कोशिका में यह टेलोमीअर हर विभाजन पर कुछ छोटा हो जाता है। हर बार छोटा होता टेलोमीअर जब एक निर्धारित सीमा पर पहुँच जाता है तब विभाजन बन्द हो जाता है। अगर विभाजन चालू रहता है तो कोशिका के जीन, टेलोमरेज नामक एक एंजाइम बनाते हैं जो टेलोमीअर छोरों को वापस बड़ा कर देता है। कैंसर कोशिका में टेलोमीअर सतत सचेष्ट रहता है और टेलोमीअर को छोटा होने ही नहीं देता। फलस्वरूप कैंसर कोशिका में विभाजन से वृद्धि अनवरत चालू रहती है, कोशिका को अमरत्व प्राप्त हो जाता है। कैंसर विशेषज्ञ ऐसी दवा ईजाद करने में जुटे हैं जो सीधे कैंसर कोशिका के टेलोमरेज को नष्ट कर सके। टेलोमेस्टेटिन नामक ऐसी टेलोमीअर-नाशक दवा बनी भी है।

अपोप्टोसिस/आत्म-हनन

हर कोशिका में एक जीन जीवन-घड़ी (टाइमर) के रूप में होता है। इस घड़ी के चालू होने पर कोशिका के जीवन की उलटी गिनती चालू हो जाती है। सतत कार्यरत जीन-संचालित रासायनिक प्रक्रिया में विकृति आने पर सुधारक जीन उसको

सुधारने का प्रयत्न करते हैं। असफल होने पर आत्म-हनन जीन को संकेत जाते हैं और यह जीन सक्रिय हो जाता है। ऐसा विषाणुओं के प्रवेश, एक्स-किरणों के प्रभाव या अन्य ऐसे तत्त्वों के कोशिका पर कुप्रभाव से होता है।

जो कोशिका अपना प्रयोजन खत्म कर लेती है, उसमें भी ऐसा ही होता है। जीवन की सार्थकता चुक जाने पर जैसे जैन मुनि स्व-इच्छा से देहावसान का निर्णय लेते हैं, वैसे ही कोशिकाएँ करती हैं। श्वेत एवं लाल रक्त कण और ऐसी अन्य कोशिकाएँ जिनका जीवन-काल सीमित होता है, उन्हें निश्चित समयोपरान्त आत्म-हनन करना होता है। भ्रूण विकास के दौरान जो कोशिकाएँ अपना काम समाप्त कर चुकी होती हैं, वे विलुप्त हो जाती हैं, जैसे उँगलियों के बीच स्थित कोशिकाएँ। भ्रूण में विकास और विलोपन साथ-साथ चलते हैं।

आत्म-हनन के संकेत बाहर से भी आ सकते हैं, जैसे-विषाणु संक्रमित कोशिका को नष्ट करने के लिए टी सेल से संकेत। सक्रिय होने पर यह जीन ऐसी रासायनिक प्रक्रिया आरम्भ करता है कि कोशिका की आन्तरिक संरचना तहस-नहस हो जाती है और वह सिकुड़-सिमटकर टुकड़े-टुकड़े हो जाती है। यह प्रक्रिया कोशिका के क्षतिग्रस्त या रोगग्रस्त होने पर नष्ट होने की प्रक्रिया से सर्वथा अलग होती है।

यह जीवन-घड़ी एक जीन पर स्थित होती है। इसके क्षतिग्रस्त होने पर या निष्क्रिय होने पर कोशिका अमरत्व को प्राप्त हो जाती है जैसा कि कैंसर में होता है। कैंसर कारक तत्त्व कोशिका के इस जीन को निष्क्रिय कर देते हैं, अन्यथा तो यह जीन ट्यूमर नाशक फैक्टर (ट्यूमर नेक्रोसिस फैक्टर) स्रावित कर कैंसर कोशिकाओं को नष्ट कर देती।

अधिकांश कैंसर कोशिकाओं को नष्ट करनेवाले उपचार, जीन-विकृति से सुषुप्त हुए आत्म-हनन जीन को वापस सक्रिय कर अपना कार्य करते हैं।

खंड–4

निदान का विधान

बाढ़ की सम्भावनाएँ सामने हैं,
और नदियों के किनारे घर बने हैं।

–दुष्यन्त कुमार

कैंसर का निदान

कैंसर का निश्चित निदान, कैंसर से प्रभावित अंग का टुकड़ा (बायोप्सी) लेकर, उसका सूक्ष्मदर्शी यंत्र द्वारा परीक्षण (हिस्टोपैथोलोजी या ऊतक विकृति विज्ञान) करने से ही सम्भव है। इससे कैंसर का प्रकार, किस ऊतक का है, क्या स्थिति है, उसकी श्रेणी या कोटि क्या है, कहाँ तक फैला है आदि का आकलन करना है जो उपचार की विधि निश्चित करने के लिए आवश्यक है। इसके साथ ही नई उपचार विधियों के लिए यह भी आवश्यक है कि मार्कर विधि अपनाकर आँका जाए कि कैंसर कोशिका की सतह पर कौन से रिसेप्टर हैं और कोशिका के अन्दर कौन सी कैंसर कारक प्रोटीन्स चिह्नित की जा सकती हैं। साथ ही बिम्ब–चित्रण (इमेजिंग) विधियाँ, जैसे–रेडियोग्राफी, सोनोग्राफी, कैटस्कैन, एम.आर.आई. आदि से कैंसर की स्थिति, अवस्था और फैलाव आँका जाता है। आन्तरिक कैंसर के निदान के लिए एंडोस्कोपी (दूरबीन परीक्षण) की विधि आवश्यक होती है।

हिस्टोपैथोलोजी (ऊतक विकृति विज्ञान)

परीक्षण जो आमतौर पर बायोप्सी कहलाता है, तीन प्रकार से किया जाता है :

1. फाइन नीडल एस्पिरेशन साइटोलोजी अर्थात् पतली सूई से खींचकर निकाली गई कोशिकाओं का सूक्ष्म परीक्षण : इसमें सिरिंज पर सूई लगाकर बाहर से गाँठ में प्रवेश कराया जाता है। फिर सिरिंज के पिस्टन को खींचा जाता है जैसे पिचकारी में पानी भरने के लिए करते हैं। इस प्रक्रिया को एस्पिरेशन कहते हैं। फलस्वरूप गाँठ का कुछ हिस्सा (सेल्स, कोशिकाएँ) सिरिंज में आ जाता है। इन्हें काँच की स्लाइड्स पर फैलाया जाता है। विशिष्ट रंजक विधि (स्टेनिंग) से स्टेन (रँगना) किया जाता है और माइक्रोस्कोप द्वारा परीक्षण किया जाता है। यह परीक्षण रोगी के लिए सरल है, अल्पकालिक भी है, लेकिन मात्र कुछ कोशिकाओं को देखकर विश्वासपूर्वक कैंसर का निदान करना बड़ा कठिन होता है, बहुत अनुभव

की आवश्यकता होती है। बाद में गाँठ में कैंसर न पाए जाने पर कैंसर का गलत निदान करने का दोषी ठहराया जाता है।

2. ओपन बायोप्सी : इसमें गाँठ को देखकर उसका एक टुकड़ा काटकर निकाला जाता है। फिर एक विस्तृत, कई चरणों की प्रक्रिया द्वारा, उसका मोमीकरण (मोमयुक्त करना) किया जाता है। मोमीकृत बायोप्सी की बहुत पतली परतें काटी जाती हैं। परतों को स्लाइड पर चिपकाकर उनसे मोम हटाया जाता है और बायोप्सी को बहुआयामी रंजक विधि से रँगा जाता है। हिस्टोपैथोलोजिस्ट तब उनका सूक्ष्मदर्शी यंत्र से परीक्षण करता है और कोशिकाओं में, उसकी आन्तरिक संरचना में, कैंसर के लक्षण चिह्नित करता है। कोशिका की रंजक लक्षित, बदली हुई संरचना के आधार पर वह कैंसर का निदान करता है।

3. ऑपरेशन से निकाली गाँठ के विभिन्न भागों से टुकड़े काटकर (बायोप्सी लेकर) उनका उपरोक्त विधि से परीक्षण करना : हिस्टोपैथोलोजी परीक्षण की सीमाएँ हैं। हर जैविक परीक्षण की होती हैं, कोई परीक्षण शत प्रतिशत सही परिणाम नहीं दे सकता। हिस्टोपैथोलोजी में सीमा व्यक्तिगत होती है। कोशिकाओं में दिखे सूक्ष्म लक्षणों का, अपने अनुभव अनुरूप विश्लेषण कर, विशेषज्ञ अपनी ओपीनियन–मत–देता है, जो एक अनुभव आधारित अनुमान मात्र होता है, निश्चित निर्णय नहीं। एक ही बायोप्सी के परीक्षण पर दो अनुभवी विशेषज्ञों के मत भिन्न हो सकते हैं, होते हैं। इसीलिए हिस्टोपैथोलोजी में बहुमत को ही निर्णायक माना जाता है। हो सकता है बाद में बहुमत का निर्णय गलत निकले। अत: दो हिस्टोपैथोलोजिस्ट में मत-भिन्नता होने पर किसी एक को गलत कहना, गलत है।

लेकिन कैंसर के साथ जीवन-मरण का प्रश्न जुड़ा होता है। रोगी का गहरा भावनात्मक पक्ष होता है। जिसके लिए यह निदान बाद में गलत निकलता है, वह इस निदान प्रक्रिया की सीमा को नहीं, गलत निदान से हुई हानि को देखता है। उसके लिए तो विशेषज्ञ इस गम्भीर गलती के लिए उत्तरदायी है। उसने घातक लापरवाही की है।

ऐसे केस–

केस एक : गर्भाशय-ग्रीवा का कैंसर : निदान का कहर

बाँझपन का इलाज करवाने आए थे और डॉक्टरों ने सत्यानाश कर दिया। गर्भाशय ही निकाल दिया। अभी डेढ़ साल पहले ही तो शादी हुई थी। घरवाले

और खुद–सभी बच्चे के लिए उत्सुक और उतावले थे इसीलिए तो दिखाने आए थे और डॉक्टरों ने सब उलटा कर दिया। गर्भाशय ही निकाल दिया। बेचारी, कैसे काटेगी पूरा जीवन। और क्या करेंगे परिवारवाले जिनके इकलौते लड़के की बहू का डॉक्टरों ने गर्भाशय ही निकाल दिया। कहा–गर्भाशय के मुँह पर गाँठ है। बायोप्सी की और बताया कैंसर है। सबके होश उड़ गए। मातम छा गया। डेढ़ साल ही तो हुआ था बहू को आए हुए। लेकिन उपाय ही क्या! लाचार। विवश। डॉक्टरों से कहा–जो उचित समझें, करें।

और कर भी क्या सकते थे! ऑपरेशन हुआ। ऑपरेशन थियेटर के बाहर दोनों परिवारों के लोग साँस रोके बैठे रहे। ऑपरेशन ठीक हो गया। गर्भाशय पूरा निकाल दिया।

बहू ठीक हो रही थी। सान्त्वना थी कि ईश्वर जो करता है वह अच्छा ही करता है। शुक्र है समय पर निदान हो गया। तभी तीसरे दिन गाँठ की रिपोर्ट आई तो सब कुछ उलटा-पुलटा हो गया। पहले तो डॉक्टरों ने कुछ बताया नहीं। आपस में खुसुर-फुसुर और वापस जाँच की बात करते रहे। बाद में बताया कि निकाले गए गर्भाशय और गाँठ में कैंसर के कोई लक्षण नहीं थे। कैंसर नहीं था। बहू तो पागल-सी हो गई। सँभालना मुश्किल हो गया। कैसा क्रूर एहसास कि कोख-विहीन हुई वह कभी माँ नहीं बन सकेगी और वह भी डॉक्टरों की गलती के कारण। इससे बड़ा अभिशाप एक महिला के लिए और क्या हो सकता था!

लेकिन गर्भाशय तो निकल ही चुका था। अब किया भी क्या जा सकता था। शिकायत की, कानूनी नोटिस दिया और फिर पचास लाख का दावा कर दिया।

जब भी किसी रोगी को लेकर कोर्ट में केस होता है, अस्पताल में हलचल मच जाती है। खबर सारे अस्पताल में फैल जाती है। केस तो पूरा मालूम नहीं होता लेकिन जो सुना, जितना सुना, उसके आधार पर अपनी व्यक्तिगत राय देने से कोई नहीं चूकता। जिस चिकित्सक के खिलाफ दावा हुआ है, उससे जो भी दूसरा डॉक्टर मिलेगा, यही पूछेगा–अरे क्या कर दिया!

जिस सर्जन ने ऑपरेशन किया था उसे सुपरिंटेंडेंट ने बुलाया। कोर्ट के नोटिस की कॉपी दी। शीघ्र ही केस की फाइल मँगाई गई। फाइल देखकर सर्जन बोला, ''सरकोमा जैसे गम्भीर कैंसर का बायोप्सी कनफर्म्ड केस था। अभी फैला नहीं था। गर्भाशय नहीं निकालता तो और क्या करता!''

अधीक्षक, ''लेकिन वे कह रहे हैं कि निकाले गए गर्भाशय में कोई कैंसर नहीं था।''

सर्जन, ''वे ठीक कह रहे हैं। अपने पैथोलोजिस्ट ने यही रिपोर्ट दी है। मैंने वापस जाँच करने को कहा था। वापस जाँच पर भी उनका मत तो यही है कि कोई कैंसर नहीं है। कैंसर के कोई लक्षण नहीं हैं। साधारण गाँठ अवश्य है।''

अधीक्षक, ''ऑपरेशन से पहले बायोप्सी किसने की थी? किसने कैंसर कन्फर्म्ड किया था?''

सर्जन, ''पहले बायोप्सी तो दूसरे एक निजी अस्पताल में हुई थी। वहीं इलाज भी चला था। मेरे पास तो रिपोर्ट लेकर सर्जरी करवाने आए थे।''

दूसरे निजी अस्पताल में और भी अधिक हंगामा था। कैंसर की रिपोर्ट इसी अस्पताल की थी। रिपोर्ट करनेवाले राज्य के सबसे वरिष्ठ और मान्य पैथोलोजिस्ट थे। पूरी जाँच कमेटी बैठी थी।

वास्तव में केस एक सरकारी अस्पताल का था। महिला पहले वहीं दिखाने गई थी। वहाँ स्त्रीरोग विशेषज्ञ ने दूरबीन से पेट के अन्दर का परीक्षण किया था। महिला की ओवरी में सिस्ट्स थे। साथ ही उन्होंने देखा कि योनि के ऊपरी–पिछले भाग में बड़ा उभार था। योनि परीक्षण पर गर्भाशय एवं योनि सन्धि पर एक बड़ी गाँठ मिली। उन्होंने उसका एक टुकड़ा काटकर बायोप्सी परीक्षण के लिए निजी अस्पताल भेज दिया।

निजी अस्पताल में बायोप्सी में पैथोलोजिस्ट को जो दिखा, उसका उन्होंने पूरा विवरण दिया और उसी के आधार पर अपनी राय दी, ''गोल कोशिकाओंवाला सरकोमा, अर्थात् मांसपेशियोंवाला कैंसर।

लेकिन चूँकि गर्भाशय में वैसी मांसपेशियाँ नहीं होतीं, अतः उन्होंने लिखा, ''इसकी उत्पत्ति के बारे में, सरकोमा कहाँ से आया, कहना सम्भव नहीं, हालाँकि दिखने में किसी मांसपेशी से उत्पन्न लगता है।''

पहले महिला ने सरकारी अस्पताल में दिखाया था। बायोप्सी वहीं हुई थी। लेकिन निजी अस्पताल की जाँच रिपोर्ट आने पर वे उसी निजी अस्पताल की स्त्रीरोग विशेषज्ञ को दिखाने आए। निजी अस्पताल की वरिष्ठ स्त्रीरोग विशेषज्ञ ने पूरी जाँच की। कैंसर की डायग्नोसिस के बावजूद उन्होंने नवविवाहित जवान महिला का ऑपरेशन कर गर्भाशय निकालने की जगह उसका औषधि आदि से इलाज उचित समझा और महिला को अस्पताल के कैंसर रोग विशेषज्ञ के पास भेज दिया।

कैंसर रोग विशेषज्ञ ने पूरा परीक्षण किया। केस विकट था। नवविवाहित महिला, बच्चा नहीं। गर्भाशय का निराला कैंसर। कैंसर की उत्पत्ति के बारे में शंका। अतः निर्णय लेने से पहले और पूरी जाँच करना उचित समझा। कैटस्कैन

एक्स-रे किया गया, यह देखने के लिए कि कैंसर कहाँ से आया और कितना फैला है। साथ ही उन्होंने पैथोलोजिस्ट से संवाद कर बायोप्सी की उच्च तकनीक से मार्कर स्टडीज के लिए मान्य लेबोरेटरी में भिजवाया। कैंसर की डायग्नोसिस, उसकी टाइप और उत्पत्ति के बारे में विचार पुख्ता करने की यही मान्य विधि थी।

उच्च लेबोरेटरी से रासायनिक परीक्षण की रिपोर्ट से मांसपेशियाँ जनित रहेब्डोमायोसरकोमा होने की पुष्टि होने पर कैंसर विशेषज्ञ ने विचार-विमर्श किया। कैंसर गम्भीर था, अभी फैला नहीं था । महिला का वैवाहिक जीवन, उम्र और बच्चे होने की सम्भावनाओं को ध्यान में रखकर कैंसर रोधक एवं कैंसर नाशक औषधियों से कीमोथैरेपी करने का इलाज तय किया गया। इलाज के कई कोर्स थे। महिला और उसके सम्बधियों को सब समझा दिया गया। कीमोथैरेपी में होनेवाले गम्भीर लक्षणों के बारे में समझा दिया गया। महिला का जीवन और गर्भाशय बचाने का यही तरीका था।

उचित टेस्ट करवाने के बाद कीमोथैरेपी का पहला कोर्स दिया गया। महिला जब दूसरे कीमोथैरेपी कोर्स के लिए आई तो शारीरिक हालत कुछ गिरी हुई थी । यह अपेक्षित भी था। आवश्यक रक्त टेस्ट कर दूसरा कोर्स दिया गया। यह बता दिया कि स्वास्थ्य और गिरेगा, वे घबराएँ नहीं। आवश्यक दवाइयाँ लिख दी गईं।

लेकिन महिला का स्वास्थ्य जब गिरा, बाल झड़ गए, चेहरा जर्द हो गया, भूख कम हो गई तो परिवारवाले घबरा गए। उनका विश्वास डोल गया। वे तीसरे कीमोथैरेपी कोर्स के लिए नहीं आए। वरन् महिला को कैंसर अस्पताल के कैंसर सर्जन के पास ले गए। कीमोथैरेपी नहीं, तो इस कैंसर का एक ही और इलाज था और वह था शल्य चिकित्सा द्वारा ट्यूमर सहित गर्भाशय निकालना। और सर्जन ने वही किया।

जाँच कमेटी के सम्मुख प्रश्न था क्या गलती हुई? कहाँ गलती हुई? निदान और इलाज के लिए जो प्रक्रियाएँ अपनाई गईं, उनकी जाँच में तो कोई गलती नजर नहीं आई। तो क्या पहले पैथोलोजिस्ट से चूक हुई? क्या उच्च लेबोरेटरी की रासायनिक परीक्षण रिपोर्ट भी गलत थी?

पैथोलोजिस्ट ने पुरानी बायोप्सी की स्लाइड्स निकालकर फिर से परीक्षण किया। उनका मत अब भी यही था कि जो लक्षण दिख रहे थे उनके अनुसार तो वे सरकोमा ही कहेंगे। फिर भी कोर्ट का मामला था अतः उन्होंने उस बायोप्सी को मुम्बई के टाटा मेमोरियल अस्पताल में सूक्ष्मदर्शी जाँच और मार्कर स्टडीज की रासायनिक जाँच के लिए भेज दिया।

जिन पैथोजोलिस्ट ने निकाले हुए गर्भाशय से ट्यूमर की बायोप्सी जाँच की थी, उनको भी पहली बायोप्सी की स्लाइड्स दिखाई गईं। उनके मत में जो लक्षण थे वे कैंसर के द्योतक नहीं थे। उसी बायोप्सी पर उनका मत भिन्न था।

टाटा मेमोरियल अस्पताल की रिपोर्ट आई। उन्होंने कैंसर कन्फर्म किया। घातक सरकोमा।

सर्जन ने गर्भाशय निकालकर एक मासूम नौजवान महिला को मातृत्व से वंचित किया था या उसकी घातक कैंसर से जीवन रक्षा की? अगर कीमोथैरेपी के कुप्रभाव से घबराकर वे सर्जन के पास न जाते और इलाज चालू रखते तो क्या महिला के जीवन और मातृत्व दोनों की रक्षा न होती? क्या कीमोथैरेपी के कैंसर रोधक दो कोर्स के बाद कैंसर के लक्षण खत्म हो गए और नहीं मिले? यह सभी प्रश्न अनुत्तरित हैं।

सर्जन क्या कहे—क्या करे? मामला पचास लाख का है।

केस दो : स्तन कैंसर : निदान का विधान

कहते हैं विपदा कभी अकेले नहीं आती। गर्भाशय की गाँठ की गलत रिपोर्ट का मामला अभी सुलटा भी नहीं था कि दूसरा कोर्ट का नोटिस आ गया। बीस लाख रुपए का दावा।

जवान महिला। दो बच्चों की माँ। सर्वथा स्वस्थ, गठीला बदन। एक स्तन में कुछ दिनों से भारीपन लग रहा था। दर्द या किसी प्रकार की तकलीफ नहीं थी, लेकिन एक गाँठ-सी अवश्य महसूस हो रही थी। कस्बे के सर्जन को दिखाया। सर्जन ने जाँच की। स्तन में एक बड़ी गाँठ और अन्य कई छोटी-छोटी गाँठ जैसी थीं। बड़ी गाँठ की जाँच के लिए उन्होंने महिला को कस्बे के पैथोलोजिस्ट के पास भेज दिया। फाइन निडल एस्पिरेशन साइटोलोजी (एफ.एन.ए.सी.) परीक्षण के लिए पैथोलोजिस्ट ने सिरिंज निडल ली। सूई को उस बड़ी गाँठ में डाला और फिर इंजेक्शन में जैसे दवा खींचते हैं, वैसे खींचकर गाँठ के कुछ भाग, कुछ कोशिकाओं को खींच लिया। फिर निकाले हुए एस्पिरेट को काँच की स्लाइड्स पर फैलाया और सूक्ष्मदर्शी परीक्षण के लिए विधिवत् तैयार किया।

सूक्ष्मदर्शी यंत्र से परीक्षण पर स्तन गाँठ से निकली कोशिकाओं में जो उन्होंने देखा, उसका उन्होंने पूरा विवरण लिखा और फिर उस विवरण के आधार पर अपना मत लिखा कि वे कोशिकाएँ कैंसर कोशिकाएँ थीं अर्थात् महिला को स्तन कैंसर था। वह गाँठ कैंसर की थी।

महिला और परिवार पर जैसे गाज गिर गई। कैंसर का नाम ही जैसे मौत का पैगाम हो। दोनों बच्चे अभी छोटे हैं। परिवार में और कोई नहीं है। सास, ससुर, देवर, जेठ कोई नहीं। एक ननद है जिसकी शादी हो चुकी है। घर की माली हालत ठीक है लेकिन उससे क्या होगा? कैसे होगा? महिला अपने को देखती और बच्चों को। सोचती मुझे ही कैंसर क्यों हुआ? मैंने क्या किया जो मुझे हुआ? भगवान किस बात की सजा मुझे दे रहे हैं? मैंने तो अपनी जान में ऐसा कुछ नहीं किया। मेरे बच्चों को किस बात की सजा? यह कैसा न्याय है? मन विरक्ति, विवशता और अवसाद से घिर गया।

पति भी चिन्ताग्रस्त। क्या होगा? कैसे होगा? क्या इलाज होगा? होगा भी कि नहीं? कितने रुपयों की आवश्यकता होगी? कौन देखभाल करेगा? पति ने टेलीफोन कर बहन को बुलाया और पत्नी को जयपुर ले आए। हमारे अस्पताल में बड़े सर्जन को दिखाया। कस्बे के पैथोलोजिस्ट की एफ.एन.ए.सी. की रिपोर्ट दिखाई। सर्जन ने परीक्षण किया, रिपोर्ट देखी और ऑपरेशन के लिए भर्ती कर लिया। बताया, कैंसर है, स्तन निकालना पड़ेगा। स्त्रीत्व के प्रतीक स्तन को निकलवाने का निर्णय सरल नहीं था लेकिन कैंसर से जीवन रक्षा के लिए इसे स्वीकार करना ही पड़ता है। स्वयं आधी-अधूरी सही पर बच्चों के लिए माँ तो पूरी रहेगी। महिला और महिला के पति ने ऑपरेशन की सहमति दे दी।

लेकिन असल गाज तो तब गिरी जब निकाले गए स्तन की बायोप्सी रिपोर्ट आई। निकाले गए स्तन में कैंसर नहीं था। शिकायत हुई। पैथोलोजिस्ट ने गलत रिपोर्ट दी। सर्जन ने बिना सोचे स्तन निकाल दिया। कैंसर था ही नहीं और सर्जन ने स्तन निकाल दिया। एक तो ऑपरेशन से हुई तकलीफ और मानसिक वेदना, ऊपर से ऑपरेशन के हजारों रुपए और ले लिये। बरबाद कर दिया। लेकिन अब कर भी क्या सकते थे। आखिर बीस लाख रुपए के मुआवजे का दावा कर दिया।

दावे का नोटिस आया तो अस्पताल में हंगामा हुआ। एक और केस। कमेटी बैठी।

कमेटी में पैथोलोजिस्ट ने कहा, ''हमने निकाले गए स्तन का विस्तृत परीक्षण किया है। उसके अलग-अलग जगह से, जहाँ से भी कैंसर का सन्देह हो सकता था, वहाँ से टिश्यू के नमूने लिये हैं। हमें निकाले गए स्तन में कहीं कैंसर नहीं मिला। कितने नमूने लिये यह रिपोर्ट में लिखे हैं।''

कमेटी चेयरमेन, ''लेकिन, एफ.एन.ए.सी. में पैथोलोजिस्ट की रिपोर्ट में तो कैंसर था।''

पैथोलोजिस्ट, "जी। कस्बे के पैथोलोजिस्ट की रिपोर्ट थी। हमारी रिपोर्ट के बाद पेशेंट के पति ने वे स्लाइड्स लाकर हमें दिखाई थीं। उन स्लाइड्स में हमें कैंसर के लक्षण नजर नहीं आए। वैसे वे स्लाइड्स बहुत अच्छी भी नहीं थीं। फिर यह भी ध्यान देने योग्य है कि रिपोर्ट गाँठ से लिये गए टुकड़े या ओपन बायोप्सी की नहीं थी। एफ.एन.ए. सी. एक ब्लाइंड प्रोसीजर है। उसमें गाँठ का कुछ ही भाग आता है वह भी तब जब निडल गाँठ में सही जगह हो।"

कमेटी में बैठे सर्जन, "वे स्लाइड्स तो आपने स्तन से बनी स्लाइड्स देखने के बाद और कैंसर न होने की रिपोर्ट देने के बाद देखी थी।"

पैथोलोजिस्ट, "आप क्या कहना चाहते हैं? हम बायस्ड थे? हमने गलत रिपोर्ट दी? " फिर कुछ रुककर, "अपने यहाँ फ्रोजन सेक्शन की सुविधा है। आप स्तन पूरा निकालने के पहले केवल ट्यूमर निकालकर हमारे पास भेज सकते थे। हम पन्द्रह मिनट में आपको रिपोर्ट दे देते। आपने कन्फर्म करने की कोशिश ही नहीं की।"

कमेटी चेयरमैन उत्तर के लिए सर्जन की ओर देखने लगे तो सर्जन बोले, "मेरे परीक्षण पर मुझे गाँठ कैंसर की लगी थी। कस्बे के पैथोलोजिस्ट ने जो विवरण लिखा था उससे तो कैंसर का निदान बिलकुल सही था। एक क्वालीफाइड पैथोलोजिस्ट की रिपोर्ट पर विश्वास न करने का कोई कारण नहीं था। जहाँ तक स्तन निकालने से पहले ऑपरेशन के दौरान गाँठ निकालकर फ्रोजन सेक्शन करवाने का सवाल है, स्तन में कई गाँठें थीं, छोटी-बड़ी। एक होती तो निकालकर भी भेज देते।"

तभी टेलीफोन को घंटी बज उठी। कमेटी चेयरमैन ने फोन उठाया और फिर पैथोलोजिस्ट को चोगा थमा दिया। फोन पैथोलोजिस्ट के लिए था।

सब चुप उनकी ओर देखने लगे। पैथोलोजिस्ट ने जो सुना-सुनकर उनके चेहरे का रंग उड़ गया। इशारे से कागज और कलम माँगा और बोले, "हूँ! क्या नाम बताया? हाँ, एक्सेशन नम्बर क्या है? किस तारीख की रिपोर्ट है? रिपोर्ट पर दस्तखत किसके हैं? मेरे! अच्छा मैं देखकर तुमसे बात करता हूँ।" कहते-कहते उनकी जबान कुछ लड़खड़ा रही थी।

वे उठ खड़े हुए। बोले, "जरूरी काम है, उन्हें जाना होगा।" चेयरमैन ने पूछा, "क्या फ्रोजन सेक्शन आ रहा है?"

पैथोलोजिस्ट, "नहीं, फ्रोजन तो नहीं आ रहा। मैं देख लूँ फिर बताऊँगा," कहकर चले गए।

विभाग पहुँचते ही उन्होंने जिस कागज पर नाम, एक्सेशन नम्बर आदि लिखा था, वह एक असिस्टेंट को दी और मरीज की स्लाइड्स और रिक्विजीशन स्लिप लाने को कहा।

रिक्विजीशन और स्लाइड्स आईं। अस्पताल का नहीं, बाहर का केस था। स्तन में गाँठ का । उनके पास एफ.एन.ए.सी. परीक्षण के लिए भेजी गई थी। परीक्षण इस लेबोरेटरी में हुआ था। विवरण और निदान था कैंसर।

इनकी एफ.एन.ए.सी. रिपोर्ट के आधार पर विश्वास कर दूसरे अस्पताल के सर्जन ने स्तन निकाल दिया। स्तन का पैथोलोजिस्ट परीक्षण दूसरे अस्पताल की लेबोरेटरी में हुआ। उन्हें उसमें कैंसर नहीं मिला अर्थात् ठीक वैसा ही केस। फर्क यह कि इसमें एफ.एन.ए.सी. रिपोर्ट इनकी थी और स्तन का पैथोलोजी परीक्षण की रिपोर्ट दूसरे की। लेकिन रिपोर्ट्स में विरोधाभास वैसा ही था।

कमेटी में फोन दूसरे पैथोलोजिस्ट का आया था। पूर्ण परीक्षण के बाद और अपने सहभागी पैथोलोजिस्ट को दिखाने के बाद भी जब उन्हें निकाले गए स्तन में कैंसर नहीं मिला, तो उन्होंने रिपोर्ट देने से पहले, पैथोलोजिस्ट को फोन किया था और स्थिति बताई थी।

एफ.एन.ए.सी., स्लाइड्स का फिर परीक्षण किया गया। अपने सहभागी को भी देखने को कहा। सभी का मत था कि उन स्लाइड्स में कैंसर के पुख्ता लक्षण थे अर्थात् स्तन में कैंसर था। लेकिन उसी निकाले गए स्तन में दूसरे पैथोलोजिस्ट को कैंसर नहीं मिला। दूसरे पैथोलोजिस्ट की रिपोर्ट पर विश्वास न करने का सवाल भी नहीं था, कारण, वे भी वरिष्ठ और सक्षम पैथोलोजिस्ट थे।

विकट स्थिति थी। आपस में विचार-विमर्श हुआ। दूसरे पैथोलोजिस्ट को फोन किया। स्थिति से अवगत कराया और फिर उनसे निकाले गए स्तन को इस लेबोरेटरी में भेजने को कहा। स्तन स्पेसीमेन मौजूद था। उन्होंने भिजवा दिया।

स्पेसीमेन को बारीकी से टटोलकर देखा गया। दूसरे पैथोलोजिस्ट ने जहाँ-जहाँ से टिश्यू लिये थे उसके अलावा बाकी भाग को बारीकी से टटोला। जहाँ भी टटोलने से गाँठ मिली वहाँ से काटकर टिश्यू लिये। टिश्यूज स्लाइड बनने को भेजे। उस प्रक्रिया में कम से कम 24 घंटे लगते हैं, अतः उन्होंने फोन कर दूसरे पैथोलोजिस्ट को रिपोर्ट रोकने को कहा। पहले केस को याद कर दिल में धुकधुकी लगी रही। सोच रहे थे कि उन्हें दूसरे पैथोलोजिस्ट की एफ.एन.ए.सी. रिपोर्ट के बारे में कमेटी में वैसा नहीं कहना चाहिए था। रात को ठीक से नींद भी नहीं आई।

आखिर जब स्लाइड्स तैयार हुईं और परीक्षण किया गया तो एक गाँठ से बनी स्लाइड्स में कैंसर के पुख्ता लक्षण मिले। दूसरे पैथोलोजिस्ट को फोन कर बुलाया गया। उन्होंने वे स्लाइड्स देखीं। कोई शक नहीं था। कैंसर स्पष्ट था। उन्होंने स्तन का वह भाग भी देखा, जहाँ से टिश्यू लिया गया था। वे स्लाइड्स, उस टिश्यू का

ब्लॉक और स्तन का स्पेसीमेन अपने साथ ले गए। स्वयं परीक्षण किया और रिपोर्ट लिखी।

दूसरे दिन कमेटी में जब पैथोलोजिस्ट ने इस केस के बारे में विस्तार से बताया तो सर्जन ने पूछा, "अब कहिए, सर्जन क्या करें? पैथोलोजिस्ट की रिपोर्ट पर विश्वास करें या नहीं? गनीमत है स्तन का सैम्पल उपलब्ध था–नहीं तो कौन गलत कौन सही ठहराया जाता, कुछ नहीं कहा जा सकता। हाँ, सर्जन की अवश्य मुसीबत होती।"

सर्जन क्या करे?

खंड-5

कैंसर उपचार

इस हिमालय से कोई गंगा निकलनी चाहिए...

–दुष्यन्त कुमार

कैंसर उपचार

कैंसर चिकित्सा की 4 प्रमुख विधियाँ हैं–1. शल्यक्रिया, 2. रेडिएशन (विकिरण), 3. कीमोथैरैपी (औषधि चिकित्सा), और 4. बायोलोजिकल थैरैपी (जैविक चिकित्सा)। वैसे तो हर इलाज की अपनी जोखिम होती है लेकिन कैंसर उपचार की हर विधि अत्यन्त जोखिम भरी होती है। सतत अनुसन्धान के फलस्वरूप कैंसर उपचार के उन्नत व सार्थक साधनों की उपलब्धि आशावर्धक है। काले बादलों के किनारे रुपहले हैं, सुरंग के आखिर में रोशनी चमक रही है।

1. शल्य चिकित्सा : गाँठ को ऑपरेशन कर हटा देना ही कैंसर का एकमात्र सफल और सार्थक उपचार है, परन्तु इसके लिए आवश्यक है कि एक भी कैंसर कोशिका शरीर में छूटी न रहे। लेकिन यह निश्चित करना सम्भव नहीं है। एक कैंसर कोशिका छोटी-सी गाँठ का रूप धारण करने तक लाखों कोशिकाओं का पुंज होती है। कैंसर कोशिका की आदिम प्रवृत्ति होती है, अपने उद्‌गम से दूर शरीर में अन्यत्र जाने की। और चूँकि कैंसर कोशिका को अमरत्व प्राप्त होता है, अतः जहाँ भी एक पहुँचेगी एक से करोड़ हो जाएँगी। सर्जन की चेष्टा होती है कि ऐसा होने से पहले ही जितनी जल्दी हो सके गाँठ को निकाल दिया जाए। कैंसर कोशिका स्वयं चलकर आसपास के तन्तुओं में पहुँचती है या लिम्फ वाहिनियों और रक्त शिराओं में बहकर दूर कहीं। लिम्फ वाहिनियों का लिम्फ, लिम्फग्रन्थियों में छनता है। अतः कैंसर कोशिका पहले यहाँ पहुँचती है। कैंसर की शल्य चिकित्सा के प्रारम्भिक काल में केवल गाँठ को काटकर निकाला जाता था। लेकिन कुछ समय में पास के तन्तुओं में यह फिर नजर आता। अतः सर्जरी को और विस्तार दिया गया और गाँठ के साथ निकट के यथासम्भव सारे तन्तु भी हटाए जाने लगे। क्योंकि कैंसर कोशिकाएँ लिम्फग्रन्थियों में पहुँचती हैं, अतः एक और विस्तार के तहत उस भाग की सभी लिम्फग्रन्थियों को हटाना भी अनिवार्य माना गया। यह विस्तारित, सघन, अंग-भंग शल्य चिकित्सा बड़ी क्षत-विक्षत करनेवाली थी। लेकिन इसके अलावा इस घातक रोग का और उपचार भी नहीं था। सफलता मात्र कुछ प्रतिशत बढ़ी। तभी क्ष-किरणों का कैंसर कोशिका पर प्रभाव मालूम हुआ। अतः स्थानिक तन्तुओं में बची कैंसर

कोशिकाओं को नष्ट करने के लिए एक्स किरणों का प्रयोग आरम्भ हुआ। गाँठ और लिम्फग्रन्थियाँ निकालकर स्थानिक रेडिएशन दिया जाने लगा। सफलता कुछ और प्रतिशत बढ़ी, विशेषकर उन कैंसर में जो एक्स किरणों से संवेदनशील थे।

शल्य चिकित्सा की डगमग डगर

डॉक्टर बेली ने 1793 में रोगग्रस्त शवों का विच्छेदन कर किताब लिखी, मोर्बिड एनाटोमी (विकृत शरीर रचना)। जिन शवों का उन्होंने विच्छेदन किया उनमें कैंसर से मृत रोगी भी थे। तब काले पित्त से कैंसर होने की परिकल्पना मान्य थी। लेकिन उन्हें कैंसर की गाँठों में काला पित्त नहीं मिला। तब कैंसर की गाँठ को शल्यक्रिया कर हटाना तर्कसंगत नहीं माना जाता था, कारण कैंसर का कारक, विकृत काला पित्त तो शरीर में ही रह जाता था। डॉ. बेली के कार्य ने शल्यचिकित्सकों को इस अवधारणा से मुक्त कर दिया।

डॉ. बेली के मामा, सर्जन जॉन हंटर, उपरोक्त अवधारणा को पहले से ही नहीं मानते थे। उन्होंने मानव शवों और पशु-पक्षियों पर प्रयोग कर शल्यक्रिया में दक्षता हासिल कर ली थी। वे 1760 से ही अपनी क्लीनिक में कैंसर की शल्य चिकित्सा करते थे। शव विच्छेदन से मिली दक्षता के फलस्वरूप वे कैंसर तक पहुँचने और उसे निकालने में तो सफल हो जाते थे लेकिन दो कठिनाइयाँ उन्हें हतोत्साहित करती थीं। गम्भीर रक्तस्राव पहली कठिनाई थी। रक्तविहीन शव विच्छेदन से उन्हें इसमें कोई दक्षता नहीं मिली थी। प्रारम्भिक कैंसर की गाँठें तो फिर भी बिना अधिक रक्तस्राव के बाहर आ जाती थीं लेकिन जिनमें कैंसर फैला होता था उनमें तो गम्भीर रक्तस्राव घातक स्थिति तक पहुँच जाता था। शराब और अफीम देकर और फुर्ती से काम कर वे किसी हद तक रोगी को भयानक पीड़ा होने से तो बचा सकते थे, लेकिन रक्तस्राव व इन्फेक्शन से उसे बचाने में असफल रहते थे। शल्य चिकित्सा स्वयं में नहीं, इनकॉम्पलीकेशन के कारण घातक सिद्ध होती थी। रोग से पहले रोगी चिकित्सा जनित व्याधियों से मर जाता था। रक्तस्राव और संक्रमण शल्य चिकित्सा की सफलता के दो बड़े बाधक थे।

1846 से 1867 के बीच हुए दो आविष्कारों ने जाकर कहीं हालात बदले। पहले तो शल्यक्रिया कसाईगिरी ही साबित होती थी। 1846 में मेसाचुसेट जनरल अस्पताल के एक कक्ष में डॉक्टर इकट्ठे हुए। कक्ष के मध्य टेबल पर एक मरीज लेटा था। विलियम मोर्टन नामक दन्त विशेषज्ञ आए। वे ईथर सें एनेस्थेसिया (निश्चेतन) विधि दर्शाने को तत्पर थे। वे अपने रोगियों में इसका प्रयोग कर चुके थे और आज शल्य चिकित्सा में इसका प्रयोग दिखाने आए थे। उनके हाथ में एक

काँच का जार था जिसमें ईथर था। जार के ढक्कन पर लगे वॉल्व से एक नली लगी थी जिसके सिरे पर रोगी के मुँह पर रखने की मास्क थी। मोर्टन ने मास्क रोगी की नाक पर लगाई, नली का वॉल्व खोला और रोगी को लम्बी-लम्बी साँस लेने को कहा। थोड़ी ही देर में रोगी निढाल होकर अचेत हो गया। संकेत पाते ही सर्जन आए और अपने दक्ष हाथों से नस्तर लगाया। मरीज ने चूँ तक नहीं की। सर्जन ने फटाफट आवश्यक शल्यक्रिया कर घाव के टाँके लगा दिए। रोगी शान्त रहा। न हिला-डुला, न उसे दर्द हुआ, न चीखा-चिल्लाया, न ही किसी को उसे पकड़ने-जकड़ने की जरूरत हुई। सब आश्चर्यचकित देखते रहे। मोर्टन ने मास्क हटा दिया। शीघ्र ही रोगी को होश आ गया। पूछने पर रोगी ने बताया उसे ऑपरेशन के दौरान कोई दर्द नहीं हुआ, उसे कोई कष्ट नहीं हुआ। निश्चेतन के लिए यह पहला सफल प्रयोग था। शल्यक्रिया के लिए इस विधा का योगदान अकल्पनीय रहा। शल्य चिकित्सा मानवीय हो गई, विशेषकर कैंसर की शल्य चिकित्सा।

शल्यक्रिया दर्द रहित तो हो गई लेकिन सुरक्षित अब भी नहीं थी। सर्जन कितनी ही दक्षता से ऑपरेशन करे, उसमें गम्भीर संक्रमण हो जाता था; जितना बड़ा ऑपरेशन उतनी ही अधिक संक्रमण होने की सम्भावना। सर्जरी तो विफल होती ही थी, संक्रमण से होनेवाली मृत्यु कम अमानवीय नहीं होती थी।

घावों का संक्रमण परिवेश में व्याप्त अदृश्य रोगाणुओं से होता है और उससे बचने के लिए रसायनों का प्रयोग, यह 1865 में जोसफ लिस्टर और लुई पाश्चर के वैज्ञानिक योगदान से सम्भव हुआ। लिस्टर स्कॉटलैंड में सर्जन थे। उन्होंने लक्ष्य किया कि उनके जिन मरीजों में सर्जरी के बाद घाव को खुला छोड़ा गया, उनमें संक्रमण हुआ और जिन घावों को ढका गया उनमें संक्रमण कम हुआ। अर्थात् जो घाव वातावरण के सम्पर्क में आए उनमें संक्रमण हुआ। परिवेश की हवा में कुछ है जो दिखता तो नहीं लेकिन घाव को संक्रमित कर देता है। लुई पाश्चर पेरिस में रसायन शास्त्री थे। उन्होंने लक्ष्य किया कि गोश्त के शोरबे को अगर खुला छोड़ दो तो वह सड़ जाता है, उसमें फफूँद उग आती है। लेकिन उबालने के बाद अगर शोरबे को कसकर ढक दो तो वह नहीं सड़ता। अर्थात् परिवेश में अदृश्य कुछ सूक्ष्म जीवाणु थे जो गोश्त को संक्रमित करते थे। गोश्त–हवा से सम्पर्क–सड़ायँध। तो क्या जो जीवाणु हवा से गिरकर पेरिस में पाश्चर के शोरबे को सड़ा रहे थे, वे ही हवा से रोगियों के घाव में गिरकर लिस्टर के रोगियों में संक्रमण कर रहे थे? लेकिन पाश्चर ने तो शोरबे के जार पर ऐसा ढक्कन लगा दिया जिससे हवा अन्दर जा ही न सके लेकिन सर्जरी के घावों पर तो ऐसा कर पाना सम्भव नहीं। लिस्टर ऐसे रसायन की तलाश में थे जिसका अगर घाव पर लेपकर दिया जाए तो वह हवा के कीटाणुओं को मार दे और वे घाव के सम्पर्क में न आएँ। तभी संयोग से लिस्टर ने देखा कि

पास के कस्बे के सफाई कर्मचारी गटर के कीचड़ से सड़ायँध रोकने को उस पर फिनाइल नामक द्रव डालते हैं और उससे सड़ायँध रुक जाती है। फिनाइल यानी कार्बोलिक एसिड। सड़ायँध कीटाणुओं के कारण होती है तो क्या कार्बोलिक एसिड से हवा के कीटाणु नष्ट हो जाते हैं?

लिस्टर का यह विचार मन्थन चल ही रहा था कि एक और संयोग हुआ। एक तेरह साल के लड़के का हाथ मशीन में आ गया। चमड़ी उधड़ गई, मांसपेशियाँ गम्भीर रूप से क्षतिग्रस्त हो गईं। ऐसे घाव में शीघ्र ही गैंग्रीन हो जाता था, जो घातक होता था। गैंग्रीन होने से पहले ही अंग को काट फेंकना एकमात्र उपाय था जीवन रक्षा का। लिस्टर लड़के का हाथ बचाना चाहते थे। उन्होंने घाव पर कार्बोलिक एसिड का लेप लगाया। घाव लाल हो गया, सूजन आ गई, बुखार हो गया लेकिन गैंग्रीन नहीं हुआ, वैसी बदबू घाव से नहीं उठी। लिस्टर ने कार्बोलिक एसिड से उपचार चालू रखा। ललाई कम हुई, सूजन कम हुई, एक महीना लगा लेकिन घाव बिलकुल भर गया; हाथ नहीं काटना पड़ा। इस प्रकार सर्जरी के घावों में संक्रमण रोकने के लिए एंटीसेप्टिक रसायनों का सफल प्रयोग प्रारम्भ हुआ, जो सर्जरी की सफलता के लिए एनेस्थेसिया के बाद सबसे बड़ा योग दान था। स्वयं लिस्टर ने 1869 में अपनी बहन का स्तन कैंसर का बड़ा ऑपरेशन किया और एंटीसेप्टिक ड्रेसिंग से घाव को संक्रमित होने से बचाया और वह सकुशल घर गई। संक्रमण का रोगाणुओं से होना सिद्ध हुआ। रोगाणु और उनसे होनेवाले रोग चिह्नित हुए। रोगाणुओं से रक्षा और उनसे लड़ने के साधन विकसित हुए। चिकित्सा में एक युग परिवर्तन हो गया।

2. रेडिएशन (विकिरण) चिकित्सा : तीव्र गति से विभाजित होती कैंसर कोशिकाएँ एक्स किरण (एक्स-रे) और गामा किरण (गामा-रे) के प्रति अति संवेदनशील होती हैं। इन किरणों के प्रभाव से विभाजित होती कोशिका की आन्तरिक संरचना क्षत-विक्षित हो जाती है, आत्म-हनन जीन सक्रिय हो जाता है, और कोशिका सिकुड़-सिमटकर टुकड़े हो जाती है। किरणों के इस प्रभाव का लाभ उठाकर कैंसर का उपचार इन किरणों से किया जाता है। बाहर से एक्स किरणों के पुंज से और अन्दर से रेडियो आइसोटोप से निकली गामा किरणों से। यह चिकित्सा कैंसर के स्थानीय उपचार में काम आती है। लीनियर एक्सीलेटर मशीन में अपनाई गई उच्च तकनीक से विकिरण चिकित्सा अब अधिक सक्षम और सुरक्षित हो गई है। किरणें तेज और किरणों का पुंज घना होने से केवल कैंसर ही प्रभावित होता है, शरीर के अन्य भाग विकिरण की चपेट में नहीं आते। फलस्वरूप विकिरण चिकित्सा के बाद होनेवाले गम्भीर कुप्रभाव काफी कम हो गए हैं।

3. कीमोथेरैपी–रासायनिक चिकित्सा–कैंसर रोधक औषधियों से उपचार–औषधि उपचार : कीमोथेरैपी का आधार है संवर्द्धन के लिए आवश्यक पोषक तत्त्व

की उपलब्धि में औषधि देकर कमी लाना। जैसे, गतिशील विभाजन में कोशिका को डी.एन.ए. बनाने की रासायनिक प्रक्रिया में फोलिक एसिड की आवश्यकता अधिक होती है। अतः फोलिक एसिड रोधक औषधि, जैसे–एमीइनोप्टेरिन, देने पर विभाजित होती कैंसर कोशिकाएँ फोलिक एसिड की अनुपलब्धि के कारण कुपोषणग्रस्त होकर मर जाती हैं, विभाजन रुक जाता है। इसी प्रकार सिसप्लेटिन और नाइट्रोजन मस्टर्ड औषधियाँ डी.एन.ए. की वृद्धि को विकृत कर देती हैं जिससे कैंसर कोशिकाओं का विभाजन रुक जाता है। सदाबहार पौधे से मिली विनक्रिस्टीन नामक औषधि विभाजन के दौरान कोशिका संरचना को बाधित कर देती है जिससे नई कोशिका नहीं बन पाती। इसी प्रकार फोलेट्स कैंसर कोशिका के मेटाबोलिज्म को प्रभावित कर, सिसप्लेटिन डी.एन.ए. के संवर्द्धन को विकृत कर और विनक्रिस्टीन संरचना को रोककर कैंसर को रोकती हैं। ये औषधियाँ सभी प्रकार के कैंसर में दी जाती हैं। दुर्भाग्य से ये औषधियाँ विभाजित होती कैंसर कोशिकाओं के साथ-साथ शरीर की अन्य विभाजित होती कोशिकाओं को भी वैसे ही प्रभावित कर नष्ट कर देती हैं। अतः इससे रोजाना नए बननेवाले रक्त में गम्भीर कमी हो जाती है, आँतों का आन्तरिक आवरण नष्ट हो जाता है और बाल झड़ जाते हैं। नवीन विकसित टार्गेटेड थैरेपी में कैंसर कोशिका की उन विकृतियों या विकृत प्रक्रियाओं को लक्षित किया जाता है जो शरीर की सामान्य विभाजित होती कोशिकाओं में नहीं होतीं। इस चिकित्सा में कैंसर कोशिकाएँ ही विशिष्ट रूप से प्रभावित होती हैं, सामान्य कोशिकाएँ नहीं।

4. कम्बीनेशन कीमोथैरेपी : तीव्र गति से विभाजित होती कैंसर कोशिकाओं पर कैंसर रोधक दवाएँ विभिन्न प्रकार से अपना कार्य करती थीं। कोई भी कैंसर रोधक दवा अकेले कैंसर नाशक नहीं थी। सभी दवाइयाँ विषैली थीं और कैंसर को नष्ट करने के लिए अधिक मात्रा में नहीं दी जा सकती थीं। अतः अनेक दवाओं का एक साथ सामूहिक प्रयोग कर देखा गया। आशातीत परिणाम मिले। अतः कॉम्बीनेशन कीमोथैरेपी या सामूहिक औषधि उपचार ही घातक कैंसर के सघन उपचार की मान्य विधि बन गई। अधिकांश कैंसर चिकित्सा में आज यही विधि प्रचलित है। इसमें अनेक औषधियाँ (सात-आठ तक) एक साथ या निश्चित क्रम में दी जाती हैं। जैसे–

सी.एच.ओ.पी. (चोप)–*साइक्लोफोस्फामाइड + हाइड्रोक्सीडोक्सारूबीसिन + ओंकोविन + प्रेडनिसोलोन कम्बीनेशन नॉन होजकिन्स लिम्फोमा के उपचार के लिए।*

ए.बी.वी.डी.–*एंड्रियामाइसिन + ब्लियोमाइसिन + विमब्लास्टिन + डेकाकार्बाजिन कम्बीनेशन होजकिन्स डिजीज के लिए।*

सी.एम.एफ.–*साइक्लाफोस्फामाइड + मीथोट्रिक्सेट + फ्लूओयूरेसिल कम्बीनेशन स्तन कैंसर के लिए।*

5. एडजुवेंट थैरेपी : कैंसर की गाँठ या कैंसरग्रस्त अंग को शल्यक्रिया द्वारा हटाने पर भी यह सम्भावना रहती है कि कुछ कैंसर कोशिकाएँ शरीर के अन्य भागों में पहुँच गई हैं। हर ऐसी कोशिका से, जहाँ वह पहुँची है, वहाँ समयोपरान्त फिर कैंसर बनेगा। अज्ञात स्थान पर पहुँची ऐसी कोशिकाओं को नष्ट कर शरीर को सर्वथा कैंसरमुक्त करने के लिए कैंसर नाशक दवाएँ दी जाती हैं। शल्य चिकित्सा के बाद कैंसर मुक्त करने के लिए दी जानेवाली कम्बीनेशन कीमोथैरेपी को एडजुवेंट थैरेपी (सहायक उपचार) कहते हैं। कैंसर के प्रकार, अवस्था और प्रसार के अनुरूप विभिन्न कम्बीनेशन कीमोथैरेपी देने का प्रावधान है। इसमें कीमोथैरेपी, हारमोन थैरेपी और टार्गेटेड थैरेपी तीनों आती हैं।

क्या एडजुवेंट कम्बीनेशन कीमोथैरेपी से कैंसर की पुनरावृत्ति के आसार सचमुच कम होते हैं? प्रयोग और परीक्षण कर जब तक यह न दर्शाया जाए, मान्य नहीं होता। अमेरिका के कुछ चिकित्सक सी.एम.एफ. नामक तीन कैंसर रोधक औषधियाँ (सइक्लोफोस्फामाइड + मीथोट्रिक्सोट + फ्ल्यूरोयूरेसिल) का प्रयोग एडवांस्ड स्तन कैंसर के रोगियों में कर चुके थे। प्रयोग प्रभावी सिद्ध हुआ था। साथ ही इस कम्बीनेशन से साइड इफेक्ट भी कम थे। क्या इस कम्बीनेशन का प्रयोग स्तन कैंसर की शल्य चिकित्सा के बाद एडजुवेंट थैरेपी के बतौर करने पर कैंसर की पुनरावृत्ति कम होगी? इटली के एक स्तन कैंसर सर्जन और कैंसर चिकित्सक ने इसके परीक्षण का बीड़ा उठाया। 1973 में 400 के करीब स्तन कैंसर के रोगियों को, जिनकी शल्य चिकित्सा हो चुकी थी, दो समूह में बाँटा गया। एक समूह को सी.एम.एफ. एडजुवेंट दी गई, दूसरे समहू में नहीं। दोनों समूहों की महिलाओं का नियमित परीक्षण चला। दो साल बाद, 1975 में, विश्लेषण कर उन्होंने विशेषज्ञों की कॉन्फ्रेंस में बताया कि जिस समूह की महिलाओं को एडजुवेंट थैरेपी नहीं दी गई उनमें से दो महिलाओं में से एक में कैंसर वापस आ गया जब कि जिनको सी.एम.एफ. कम्बीनेशन दिया गया उनमें 3 महिलाओं में से 1 को कैंसर वापस हुआ। अर्थात् सी.एम.एफ. एडजुवेंट कीमोथैरेपी 6 महिलाओं में से 1 में कैंसर रोकने में सफल हुई।

6. टार्गेटेड थैरेपी (लक्ष्यभेदक चिकित्सा) : 1980 से पहले कैंसर चिकित्सा के दो ही विकल्प थे। एक, चूँकि अधिकांश कैंसर (रक्त कैंसर और लिम्फोमाज को छोड़कर) शरीर के किसी अंग/स्थान विशेष से शुरू होते हैं अत: प्रारम्भिक अवस्था में शल्य चिकित्सा और विकिरण से उसे सर्वथा नष्ट करना। कैंसर की दूसरी विशिष्टता तीव्र गति से विभाजन द्वारा संवर्द्धन (प्रोलिफरेशन) है। अत: संवर्द्धन के लिए आवश्यक पोषक तत्त्व की उपलब्धि में कमी लाना दूसरा विकल्प। 1980 के बाद जो तीसरा विकल्प उपलब्ध हुआ, वह है लक्ष्यपरक या लक्ष्यभेदक (टार्गेटेड) उपचार। यह नवीन चिकित्सा पद्धति कैंसर कोशिका के विकृत जीन

(कैंसर कारक ओंकोजीन्स) और उन द्वारा प्रेरित रासायनिक प्रक्रिया को लक्ष्य करती है। इसमें साधारण विभाजित होती कोशिकाएँ प्रभावित नहीं होतीं। नेशनल कैंसर इंस्टीट्यूट ने ऐसी 24 लक्ष्यभेदक औषधियों को कैंसर चिकित्सा के लिए चिह्नित किया है। ये औषधियाँ फेफड़े, बड़ी आँत और प्रोस्टेट के कैंसर, सरकोमा और लिम्फोमा ल्यूकीमिया में प्रभावी पाई गई हैं। इनमें से डासाटिनिब सीधी कैंसर कारक जीन्स (ओंकोजीन्स) को नष्ट करती है। अन्य अधिकांश औषधियाँ कैंसर कारक जीन्स द्वारा प्रेरित रासायनिक प्रक्रिया को बाधित करती हैं। प्रोमाइलोसाइट कैंसर में दी जानीवाली रेटिनोइक एसिड ऐसी ही एक दवा है। एविस्टिन रक्त-वाहिनियाँ बनानेवाले संकेतों को बाधित करती हैं। बोर्टेजोमिब कैंसर कोशिका के अपशिष्ट के उत्सर्ग को बाधित करती है।

ये लक्ष्यभेदक औषधियाँ सूक्ष्म रासायनिक यौगिक (मोलिक्यूल) होती हैं या मोनोक्लोनल एंटीबॉडीज। सूक्ष्म यौगिक कोशिका के आवरण के पार कोशिका में प्रवेश कर सकती हैं।

सूक्ष्म यौगिक

ये यौगिक कैंसर कोशिकाओं में प्रवेश कर लक्षित कैंसर कारक प्रक्रिया को रोक देते हैं—क्रोनिक माइलाइड ल्यूकीमिया, आँत के रेयर कैंसर आदि में; डेसाटिनिब—अक्यूट लिम्फोब्लास्टिक ल्यूकीमिया; निलोटिनिब—क्रोनिक माइलोइड ल्यूकीमिया; लेपाटिनिब—मेटास्टेटिक स्तन कैंसर; गेफिटिनिब—नॉन स्माल सेल लंग कैंसर; एर्लोटिनिब—पैंक्रियाटिक (अग्न्याशय का) कैंसर; वेंडिटेनिब—मेड्यूलेरी थायरॉइड कैंसर।

मोनोक्लोनल एंटीबॉडीज

मुख्यत: कैंसर कोशिका के आवरण के बाहर स्थित रिसेप्टर प्रोटीन्स के खिलाफ एंटीबॉडीज बनाकर उन्हें मोनोक्लोनल एंटीबॉडीज से अवरुद्ध किया जाता है। फलस्वरूप कैंसर कारक संवेदक अन्दर नहीं पहुँच पाते। रिटुक्सीमैब—नॉन होजकिन्स लिम्फोमा में; टार्सटुजूमैब (हर्सेप्टीन)—स्तन कैंसर में; सेटुक्सीमैब—बड़ी आँत और फेफड़े के कैंसर में; बेवासुजुमैब (एवास्टिन)—आँत, स्तन व फेफड़े के कैंसर में।

टार्सटुजूमैब (हर्सेप्टीन)

यह एक कैसर-कारक जीन—ओंकोजीन (एच.ई. आर.-2 एन ई.यू. पॉजिटिव)—के विरुद्ध तैयार की गई मोनोक्लोनल एंटीबॉडी है जो सीधी कैंसर कारक जीन को

खत्म करती है। यह सच्चे सही रूप में टार्गेटेड कीमोथैरैपी है जिसका आविष्कार 1998 में सबसे पहले हुआ। सौभाग्य से इस जीन का संचालन करनेवाले रिसेप्टर कैंसर कोशिका के आवरण पर स्थित होते हैं, अतः एंटीबॉडीज बाहर से ही उन्हें अवरुद्ध कर कैंसर कारक जीन को निष्क्रिय कर सकती हैं। कुछ स्तन कैंसर में कोशिकाएँ बहुत अधिक एच.ई.आर.-2 पॉजिटिव रिसेप्टरस बनाती हैं। आज स्तन कैंसर की जाँचकर यह आँकना सम्भव है कि कैंसर एच.ई.आर.-2 पॉजिटिव है या नहीं। पॉजिटिव कैंसर में हर्सेप्टीन सफल होती है और लम्बे समय तक रोगी को कैंसरमुक्त रखती है।

हर्सेप्टीन की खोज की कहानी भी बड़ी रोचक है। अनुसन्धानकर्ताओं ने जब फैले हुए स्तन कैंसर के मरीज से कैंसर निकालकर चूहों में इंजेक्ट किया तो वह टुकड़े-टुकड़े होकर चूहे के सारे शरीर में फैल गया। बाद में इसी कैंसर से चूहों पर प्रयोग कर एच.ई.आर.-2 के खिलाफ एंटीबॉडीज बनाई गईं। लेकिन चूहे की यह एंटीबॉडीज मनुष्य में काम नहीं ली जा सकती थीं। आवश्यकता थी कि उनका मानवीयकरण किया जाए। जटिल रासायनिक प्रक्रिया की जरूरत थी। अनुसन्धानकर्ताओं ने विलक्षण विधि अपनाई। मानव स्तन कैंसर की एक कोशिका को चूहे की एक एंटीबॉडी बनानेवाली कोशिका के साथ जोड़ दिया। इस जुड़वाँ कोशिका का संवर्द्धन कर अनेक कोशिकाएँ तैयार की गईं। इस संयुक्त कोशिका ने जो एंटीबॉडीज बनाईं वे मानवीय बनीं। एक ही क्लोन कोशिका से बनीं, इसलिए इन्हें मोनोक्लोनल एंटीबॉडीज कहा गया। हर्सेप्टीन यही एंटीबॉडी है।

एंटीएंजियोजेनेसिस औषधियाँ

कैंसर ट्यूमर के बढ़ने के साथ-साथ उसकी पोषक तत्त्वों की आवश्यकता भी बढ़ती जाती है। पोषक तत्त्व रक्त संचार से ही उपलब्ध हो सकते हैं। अतः कैंसर कोशिकाएँ ऐसे संकेतक स्रावित करती हैं जो वहाँ स्थित एंडोथीलियम कोशिकाओं को रक्त वाहिनियाँ बनाने को प्रेरित करते हैं। इन्टरफेरोन अल्फा और थेलिडोमाइड इस प्रक्रिया को बाधित करते हैं। इन एंटीएंजियोजेनेसिस ड्रग्ज के प्रयोग से रक्त वाहिनियों के न बनने से पोषक तत्त्वों के अभाव में कैंसर ट्यूमर बढ़ नहीं पाता और नष्ट हो जाता है।

7. इम्यूनोथैरैपी–जैविक चिकित्सा : इस चिकित्सा पद्धति में शरीर के प्रतिरक्षा संस्थान का उपयोग कैंसर से लड़ने के लिए किया जाता है। प्रतिरक्षा संस्थान के अंग, कोशिकाएँ और एंटीबॉडीज बाहर से आक्रमणकारी (दुश्मन) रोगाणु, विषाणु आदि से लड़ने का कार्य करते हैं। वे अपने गुणसूत्रों द्वारा रचित

स्वशरीर की सभी प्रोटीन्स को पहचानते हैं। विशरीरीय (फोरेन) प्रोटीन्स को नष्ट करते हैं, उनको याद भी रखते हैं। कैंसर कोशिकाओं को विशरीरीय के रूप में पहचान की कुछ क्षमता भी इनमें होती है, जिसे जैविक चिकित्सा में विकसित किया जाता है। यह क्षमता-विकास के लिए जो किया जाता है, वह है–1. जिससे कैंसर कोशिकाएँ विषम कोशिकाओं के रूप में पहचानी जा सकें और नष्ट की जा सकें। 2. रक्षा संस्थान की कैंसर कोशिकाओं को नष्ट करने की क्षमता बढ़ाई जा सके। 3. उस जैविक प्रक्रिया को बाधित किया जाए जो सामान्य कोशिका को कैंसर कोशिका बनाती है। 4. कैंसर कोशिका के अमृत्व को वापस उलटकर उनकी नश्वरता को प्रतिस्थापित किया जाए। 5. कैंसर कोशिका को अपने उत्पत्ति स्थल से दूर जाने की क्षमता को बाधित किया जा सके।

रक्षा संस्थान की अपनी सैनिक कोशिकाएँ होती हैं जो विभिन्न प्रकार से कैंसर कोशिकाओं से लड़ती हैं। तीन प्रकार की लिम्फोसाइट श्वेत कोशिकाएँ होती हैं–1. बी कोशिकाएँ जो एंटीबॉडीज बनाती हैं। एंटीबॉडीज कैंसर कोशिकाओं पर आक्रमण करती हैं, जैसे–सेना के तोपचियों द्वारा छोड़े गए तोप के गोले। 2. टी कोशिकाएँ जो स्वयं आक्रमण करती हैं, जैसे–पैदल सैनिक। वे अन्य सैनिक कोशिकाओं को कैंसर कोशिकाओं पर आक्रमण करने को प्रेरित करती हैं। 3. नेचुरल किलर सेल (प्राकृतिक मारक कोशिकाएँ) ऐसे रसायन बनाती हैं जो दुश्मन कोशिकाओं से चिपककर उन्हें नष्ट करती हैं, जैसे–लक्ष्यभेदक रॉकेट। मोनोसाइट श्वेत कोशिकाएँ जो बागी कोशिकाओं के टुकड़ों का भक्षण कर उन्हें नष्ट कर देती हैं। डेंड्राइटिक कोशिकाएँ जो जासूस की तरह दुश्मन/बागी कोशिकाओं की पहचान और जानकारी रक्षक कोशिकाओं को देती हैं। ये रक्षक कोशिकाएँ आपस में सम्पर्क साइटोकाइंस रसायनों द्वारा करती हैं और दुश्मन कोशिकाओं की पहचान एंटीबॉडीज द्वारा।

कैंसर की जैविक चिकित्सा रक्षा कोशिकाओं की प्रतिक्रियाओं को प्रेरित कर की जाती है। इसके लिए अनेक प्रकार की औषधियाँ काम में ली जाती हैं। 1. नॉनस्पेसिफिक इम्यून मोड्यूलेटिंग एजेंट्स : ये ऐसी औषधियाँ हैं जो सामान्य प्रतिरक्षा प्रतिक्रिया को कैंसर से लड़ने के लिए अधिक एंटीबॉडीज और साइटोकाइंस बनाने को प्रेरित करती हैं। 2. इंटरफेरोन्स : रक्षक कोशिकाएँ इंटरफेरोन्स स्रावित कर कैंसर कोशिकाओं से लड़ती हैं। इनको संश्लेषित कर औषधि के रूप में दिया जाता है। 3. इंटरल्यूकिन्स : ये साइटोकाइंस होती हैं जिनका संश्लेषण कर औषधि के रूप में दिया जाता है। इंटरल्यूकिन्स रक्षक कोशिकाओं की उत्पत्ति और कार्य क्षमता को प्रेरित करती है। 4. कॉलोनी स्टिमुलेटिंग फैक्टर्स: यह औषधि अस्थि-मज्जा को रक्त कोशिकाओं के निर्माण

के लिए प्रेरित करने के लिए दी जाती है। कैंसर उपचार में यह बड़ी आवश्यक औषधि होती है। 5. मोनोक्लोनल एंटीबॉडीज : ये कैंसर विशिष्ट (स्पेसिफिक) एंटीजन के विरुद्ध प्रयोगशाला में विशेष विधि से बनाई एंटीबॉडी होती हैं। ये कैंसर कोशिकाओं से जाकर चिपक जाती हैं। इनके साथ संलग्न कर दी गई कैंसर नाशक औषधि सीधी कैंसर कोशिकाओं तक पहुँचती है। 6. साइटोकाइन चिकित्सा : इसमें बाहर निर्मित साइटोकाइंस रोगी को दी जाती हैं जिससे रक्षक कोशिकाएँ कैंसर कोशिकाओं को पहचानकर उन्हें नष्ट कर सके। 7. वैक्सीन थेरैपी : यह अभी प्रायोगिक स्तर पर है।

स्तन कैंसर में एच.ई.आर.-2 नामक विशिष्ट एंटीजन को चिह्नित किया गया। जब इस मानव एंटीजन को चूहे के शरीर में प्रवेश करवाया गया तो चूहे के लिए विषम प्रोटीन होने के कारण उसमें इस प्रोटीन एंटीजन के खिलाफ एंटीबॉडीज बनीं। इसी प्रक्रिया से प्रतिरोधात्मक शक्ति (इम्यूनिटी) पैदा होती है। एक मानव एंटीजन के खिलाफ चूहे के शरीर में प्रतिरोधी प्रक्रिया से बनी एंटीबॉडीज। लेकिन चूहे के शरीर में बनी इन एंटीबॉडीज को मानव शरीर में प्रवेश नहीं कराया जा सकता था। अतः मोनोक्लोनल विधि से मानवीय एंटीबॉडीज बनाई गई। एच.ई.आर.-2 पॉजिटिव स्तन कैंसर में हर्सेप्टीन द्वारा चिकित्सा कैंसर के इम्यून थेरैपी या इम्यून चिकित्सा है। इम्यून चिकित्सा के लिए पहले कैंसर स्पेसिफिक (कैंसर विशिष्ट) एक एंटीजन को पहचानना होता है। फिर उस विशिष्ट एंटीजन के विरुद्ध मोनोक्लोनल एंटीबॉडीज तैयार करनी होती है। तब उस एंटीबॉडी के द्वारा या उसके सहारे उस कैंसर तक पहुँचकर उसे नष्ट करना होता है। यही कार्य उस कैंसर विशिष्ट एंटीजन के विरुद्ध वैक्सीन बनाकर भी किया जा सकता है, जिस पर काम चल रहा है।

8. हारमोन थेरैपी : स्तन और प्रोस्टेट कैंसर में, जो हारमोन-सेन्सिटिव (संवेदनशील/आश्रित) होते हैं, उनमें हारमोन चिकित्सा सफल होती है। कैंसर का हारमोन्स से उपचार कैसे प्रचलन में आया इसकी कथा बड़ी रोचक है। कैंसर के लिए जब यह उपचार काम में लिया गया था तब हारमोन्स के बारे में तो जानकारी ही नहीं थी। 26 साल के डॉ. चार्ल्स हिगिन्स 1927 में शिकागो विश्वविद्यालय के अस्पताल में मूत्ररोग विशेषज्ञ सर्जन नियुक्त होकर आए। काम अधिक नहीं था, शोध की इच्छा थी, इसलिए एक प्रयोगशाला बना ली। अन्य विशेषज्ञ तब रक्त, पित्त आदि पर काम कर रहे थे; इन्होंने प्रोस्टेट ग्रन्थि से आनेवाले सीक्रिशन (स्राव) को अनुसन्धान के लिए चुना। प्रोस्टेट ग्रन्थि, मूत्राशय के द्वार पर स्थित सिंघाड़े के आकार की ग्रन्थि होती है। इसके बीच से पेशाब का मार्ग होता है। प्रोस्टेट ग्रन्थि की नलियाँ भी इसी में खुलती हैं। प्रोस्टेट तरल का पेशाब में मिश्रण न हो, इसलिए डॉ. हिगिन्स ने कुत्तों

में शल्यक्रिया कर मूत्राशय का रास्ता अलग खोल दिया। प्रोस्टेट स्राव को अलग से लेकर उस पर अनुसन्धान आरम्भ किया। महिलाओं में मादा हारमोन इस्ट्रोजन स्तन विकास और क्रियाशीलता को प्रभावित करता है। तो क्या नर हारमोन प्रोस्टेट ग्रन्थि को प्रभावित करता है? इसकी जाँच करने के लिए उन्होंने कुत्तों के वृषण निकाल दिए। वृषण नर-हारमोन टेस्टास्टेरोन स्रावित करते हैं। नर हारमोन के अभाव में इन कुतों के प्रोस्टेट सिकुड़ गए और निष्क्रिय होकर सूख गए। यह तो ज्ञात हो गया कि प्रोस्टेट की क्रियाशीलता के लिए नर-हारमोन जरूरी है। डॉ. हिगिन्स आगे अनुसन्धान करना चाहते थे जिसमें एक दुविधा सामने आई। प्रोस्टेट कैंसर तीन प्राणी–मनुष्य, शेर और कुत्ते–में पाया जाता था और प्रयोगशाला में लाए गए कुत्तों में काफी में प्रोस्टेट में ट्यूमर (कैंसर) होते थे। इन्हें सामान्य मानकर अनुसन्धान नहीं किया जा सकता था। लेकिन मूत्ररोग विशेषज्ञ के नाते वे यह देखने को उत्सुक थे कि क्या प्रोस्टेट कैंसर भी नर-हारमोन आश्रित हैं? इसे परखने के लिए जब उन्होंने प्रोस्टेट ट्यूमरवाले कुत्तों के वृषण हटाए तो ट्यूमर सिकुड़-सिमट गया अर्थात् यह ट्यूमर/कैंसर हारमोन आश्रित था। अतः वृषण हटाकर नर-हारमोन्स से मुक्त कर प्रोस्टेट कैंसर का उपचार शुरू हुआ और आज भी है।

डॉ. हिगिन्स के समकालीन एक अन्य डॉक्टर मादा-हारमोन, इस्ट्रोजन, पर काम कर रहे थे। गर्भवती महिलाओं के सैकड़ों गैलन पेशाब से वे बमुश्किल चुटकी भर इस्ट्रोजन निकाल पाए। लेकिन यह एक विलक्षण औषधि के रूप में चिह्नित हुआ। दवा कम्पनियों की अनुसन्धानशालाओं में होड़ मच गई। गर्भवती घोड़ी के पेशाब से इसे अलग किया गया। गर्भवती घोड़ी यानी प्रेग्नेन्ट मेयर। अतः उससे निकले इस्ट्रोजन को प्रीमेरीन नाम दिया गया और इसका विश्लेषण कर जो कृत्रिम हारमोन बनाया गया उसे डाईएथिलस्टिलबेस्टोरोल के नाम से दवा कम्पनियों ने बाजार में उतारा। इस्ट्रोजन को नारीत्व का आधार माना गया। रजोनिवृत्ति पर होनेवाले दुखदायी लक्षणों के लिए इसका व्यापक उपयोग होने लगा। डॉ. हिगिन्स की उत्सुकता इसमें थी कि शल्यक्रिया द्वारा वृषण निकालने की जगह अगर प्रोस्टेट कैंसर रोगियों को मादा-हारमोन दिया जाए तो क्या होगा! कुत्तों पर प्रयोग से सिद्ध हुआ कि प्रोस्टेट कैंसर पर मादा-हारमोन इस्ट्रोजन का वही असर होता है जो वृषण निकाल देने पर होता है। अतः प्रोस्टेट कैंसर के उपचार में इसका सार्थक प्रयोग होने लगा।

स्तन कैंसर पर ओवेरियन हारमोन के प्रभाव की कहानी तो और भी अधिक रोचक है। डॉ. हिगिन्स के 35 वर्ष पहले 1895 में स्कॉटलैंड के एक अति उत्साही सर्जन डॉ. जॉर्ज बीटसन को वहाँ के गड़रियों ने बताया कि गायों में उनकी ओवरी निकाल देने पर उनका दूध सूख जाता है और स्तन सिकुड़कर छोटे हो जाते हैं। डॉ. बीटसन शल्य चिकित्सा कर स्तन कैंसर हटाते थे। कैंसर फिर हो जाता था।

डॉ. बीटसन स्तन कैंसर के लिए कुछ नई शल्यक्रिया करना चाहते थे। ऐसे तीन रोगियों में बीटसन ने उनकी ओवरीज निकाल दीं। और आश्चर्य कि उनके स्तन कैंसर सिकुड़कर काफी ठीक हो गए। ओवरी और स्तन में क्या सम्बन्ध है, यह तब ज्ञात नहीं था। यह कैसे हुआ, मालूम नहीं था। घातक रोग में मरणासन्न रोगी पर कुछ करने के लिए बिना सोच-विचार के की गई शल्यक्रिया प्रभावी सिद्ध हुई। ओवरी से बननेवाले इस्ट्रोजन हारमोन की पहचान तो डॉक्टर डोइसी ने 1929 में की। लेकिन एक दुविधा सामने आई—ओवरी हटाना कुछ स्तन कैंसर में प्रभावी नहीं होता था। ऐसा क्यों? क्या कुछ स्तन कैंसर हारमोन आश्रित नहीं होते? अगर ऐसा है तो ओवरी हटाने से पहले कैसे पहचानें कि महिला का कैंसर हारमोन आधारित है या नहीं? महिला में ओवरी हटाना लाभकारी होगा या नहीं? अनुसन्धान हुए। सामने आया कि ओवरी हटाना शीघ्र फैलनेवाले कैंसर में अधिक प्रभावी था। अर्थात् शीघ्र फैलनेवाले (एग्रेसिव) कैंसर हारमोन आश्रित होते हैं। यह भी ज्ञात हुआ कि रजोनिवृत्ति के बाद होनेवाले स्तन कैंसर में ओवरी निकालना अधिक कारगर होता है। रजोनिवृत्ति पूर्व ओवरी हटाने पर कैंसर में लाभ हो या न हो, समय पूर्व हुए रजोनिवृत्ति के दुखदायी लक्षण सहज स्वीकार नहीं होते।

ओवरी से स्रावित इस्ट्रोजन पर तब व्यापक स्तर पर अनुसन्धान चल रहा था। यह ज्ञात था कि प्रत्येक हारमोन के लिए कोशिका में एक ग्राही (ग्रहण करनेवाला) आपेक्षिक (हारमोन यौगिक की रासायनिक संरचना के अनुरूप) विशिष्ट रिसेप्टर होता है। हारमोन जाकर उसी विशिष्ट रिसेप्टर पर चिपकता है। रिसेप्टर द्वारा आत्मसात् होने के बाद ही उसका प्रभाव प्रारम्भ होता है। अनुसन्धानकर्ता ने इस्ट्रोजन पर रेडियो सक्रिय लेबल लगाया जिससे उसकी उपस्थिति पहचानी जा सके। स्तन कैंसर पर परीक्षण करने पर ज्ञात हुआ कि 25–30 प्रतिशत में इस्ट्रोजन रिसेप्टर नहीं होते। ये स्तन कैंसर हारमोन आश्रित नहीं होते। हारमोन आश्रित कैंसर को पहचानकर ही उनमें आश्रित हारमोन से वंचित करने की चिकित्सा की जानी चाहिए।

इस्ट्रोजन पर दवा कम्पनियों के अनुसन्धानकर्ता बड़ी लगन से काम कर रहे थे। रजोनिवृत्ति के उपचार और गर्भनिरोधक दवाओं के लिए विश्व एक बड़ा बाजार था और प्रत्येक कम्पनी चाहती थी कि इस्ट्रोजन जैसी नई दवा का आविष्कार कर उसे पेटेंट करवाए और खूब लाभ कमाए। ब्रिटेन की इम्पीरियल केमिकल इंडस्ट्री के रसायन विशेषज्ञ भी इस काम में जुटे थे। 1962 में उन्होंने एक नया इस्ट्रोजन जैसा रासायनिक यौगिक—टेमोक्सिफेन—बनाया और उसे पेटेंट करवाया। यह यौगिक रासायनिक संरचना में लगभग इस्ट्रोजन जैसा ही था। इतना समान कि इस्ट्रोजन रिसेप्टर इसे सहज स्वीकार करते थे। लेकिन इस्ट्रोजन रिसेप्टर से आत्मसात् होने के बावजूद यह इस्ट्रोजन का काम नहीं करता था, बल्कि रिसेप्टर पर चिपककर यह

इस्ट्रोजन को कोशिका में आने ही नहीं देता था। इस तरह टेमोक्सिफेन इस्ट्रोजन के ठीक विपरीत एंटीइस्ट्रोजन का काम करता था। कम्पनी की रुचि इस्ट्रोजन में थी, पैसा उसी में था, एंटीइस्ट्रोजन–टेमोक्सिफेन–में उनकी कोई रुचि नहीं थी। लेकिन टेमोक्सिफेन के आविष्कारक वेलपोल और रिचर्डसन को डॉ. बीटसन के कार्य के बारे में मालूम था। ओवरी हटाकर शरीर को इस्ट्रोजन मुक्त करने पर यदि स्तन कैंसर ठीक होता है तो एंटीइस्ट्रोजन देने पर वैसा ही प्रभाव होगा, यह उनका तर्क-संगत विचार था। उनकी लेबोरेटरी से कुछ ही दूर स्थित एक कैंसर अस्पताल था। वहाँ की एक कैंसर विशेषज्ञ की स्तन कैंसर में विशेष रुचि थी। उनका वार्ड स्तन कैंसर के रोगियों से भरा था जिनमें काफी ऐसी महिलाएँ थीं जिनमें शल्यक्रिया और विकिरण के बाद भी कैंसर पुनः हो गया था। ऐसे अन्तस्थित रोगियों में वे कुछ भी प्रयोग करने को तैयार थीं अगर उससे कुछ राहत मिलने की सम्भावना हो। वेलपोल और रिचर्डसन के सम्पर्क करने पर वे उन द्वारा उपलब्ध कराई टेमोक्सिफेन का प्रभाव जाँचने को तैयार हो गईं। ऐसी 46 महिलाओं में, जिनमें कैंसर शरीर में अन्यत्र फैला हुआ था, टेमोक्सिफेन दिया गया। 10 में इसका शीघ्र ही जोरदार असर हुआ। स्तन कैंसर काफी सिकुड़ गया, फेफड़े और लिम्फनोड में फैले कैंसर का भी यही हश्र हुआ। यहाँ तक कि हड्डियों में फैले कैंसर की भीषण पीड़ा से भी मुक्ति मिल गई। उन रोगियों के लिए यह राहत चमत्कारी थी। हालाँकि यह राहत बहुत लम्बे समय तक नहीं रही, लेकिन स्तन कैंसर के सार्थक और सरल उपचार की नई दिशा आरम्भ हो गई।

एक और रोचक तथ्य अनुसन्धानकर्ताओं के ध्यान में आया। इस्ट्रोजन मादा यौन ग्रन्थि, ओवरीज, द्वारा स्रावित किया जाता है। तो फिर ओवरीज हटा देने पर, या रजोनिवृत्ति उपरान्त ओवरीज के निष्क्रिय होने पर, यह महिला के शरीर में कहाँ से आता है? जब एड्रीनल ग्रन्थि (गुर्दे के ऊपर स्थित छोटी-सी ग्रन्थि जिससे स्टेरोइड हारमोन्स स्रावित होते हैं) से स्रावित यौन हारमोनों का अध्ययन किया जा रहा था तो मालूम हुआ कि एड्रीनल स्रावित नर-हारमोन, जो महिलाओं में भी स्रावित होता है, वह लिवर और वसा (फैट) कोशिकाओं में स्थित विशिष्ट रिसेप्टर पर पहुँचता है जहाँ एक एंजाइम एरोमेटेज, उसे मादा-हारमोन इस्ट्रोजन में बदल देता है। ओवरी हटाने के बाद भी यह इस्ट्रोजन हारमोन आश्रित स्तन कैंसर कोशिकाओं को पोषित करता रहता है। अतः नर-हारमोन को मादा-हारमोन में बदलनेवाले एंजाइम के विरुद्ध एंटीएंजाइम (एरोमेटेज इनहिबिटर्स) तैयार किया गया।

9. फोलिक एसिड एंटागोनिस्ट : फोलिक एसिड का कैंसर से सम्बन्ध और उसके उपचार में उसके एंटागोनिस्ट्स (अवरोधक) का प्रयोग एक रोचक कहानी हैं और इसका सम्बन्ध मुम्बई, तब बम्बई, के शोषण के शिकार गरीब मिल मजदूरों

से है जिनमें कुपोषण के कारण रक्त की कमी (एनीमिया, रक्ताल्पता) आम बीमारी थी। 1928 की बात है। अंग्रेजों का राज था। मिलें उनकी थीं। सामन्तशाही शोषण की परकाष्ठा। लेकिन अंग्रेज शासक मजदूरों के वेलफेयर/हित का दिखावा भी खूब करते थे। इंग्लैंड की एक नई महिला चिकित्सक, लूसी विल्स, एनीमिया पर काम कर रही थी; एनीमिया, जो ब्रिटिश साम्राज्य के गरीब देशों में एक व्यापक स्वास्थ्य समस्या थी, विशेषकर गर्भवती और प्रसव के बाद महिलाओं में। डॉ. विल्स को अनुदान देकर बम्बई भेजा गया।

एनीमिया के अनुसन्धान में रुचि थी, अत: इस पर काम करनेवाले विश्व के अन्य अनुसन्धानकर्ताओं के कार्य के बारे में डॉ. विल्स जानती थीं। तब (1926 में) अमेरिका के एक अन्य चिकित्सक डॉ. जॉर्ज मिंटो पर्निसियस एनीमिया पर काम कर रहे थे। इस एनीमिया में अस्थि-मज्जा रक्त ही नहीं बनाती थी। लाल रक्त कण बनाने के लिए खाने से शरीर को उचित मात्रा में आयरन मिलना चाहिए। कुपोषण में ऐसा नहीं होता। लेकिन पर्निसियस एनीमिया केवल आयरन की गोलियाँ खिलाने से ठीक नहीं होता था। डॉ. मिंटो जानते थे कि इसके लिए खाने में कुछ और पोषक तत्त्व भी चाहिए। उन्होंने जानवरों के लिवर, आमाशय आदि रोगियों के खाने में दिए। लाभ हुआ। घातक पर्निसियस एनीमिया ठीक हो गया। बाद में मालूम हुआ कि आयरन के साथ जो लाभकारी तत्त्व आवश्यक था वह विटामिन बी-12 था।

लेकिन डॉ. विल्स के बम्बई के मजदूरों में ऐसे पोषण उपचार से भी लाभ नहीं हुआ। तब इंग्लैंड और ऑस्ट्रेलिया में स्वास्थ्यवर्धक खाने के रूप में मार्माइट नामक एक लाल-काली चटनी का प्रयोग प्रचलित था। यह चटनी बीयर के फर्मेन्टेशन के बाद बची यीस्ट्स की लुगदी से बनाई जाती थी। डॉ. विल्स स्वयं उसका सेवन करती थीं। उन्होंने जब यह चटनी एनीमियाग्रस्त बम्बई के मजदूरों को बतौर दवा दी तो उन्हें लाभ हुआ। एनीमिया ठीक हो गया। डॉ. विल्स के लिए यह एक सुखद आश्चर्य था। उन्हें नहीं मालूम था कि मार्माइट में सार्थक तत्त्व क्या था। वे इसे रासायनिक रूप से चिह्नित तो नहीं कर पाईं लेकिन इसे विल्स फैक्टर का नाम दिया गया। बाद में विल्स फैक्टर फोलिक एसिड के रूप में चिह्नित हुआ, जो एक विटामिन जैसा है, फलों और सब्जियों में पर्याप्त मात्रा में होता है, मार्माइट में भी था।

आयरन, फोलिक एसिड और विटामिन बी-12 में रसायनशास्त्रियों की तब रुचि इसी से समझी जा सकती है कि आज करोड़ों रुपयों की आयरन-फोलिक एसिड की गोलियाँ गर्भवती महिलाओं को रक्ताल्पता के उपचार के लिए दी जाती हैं और करोड़ों के विटामिन ताकत की दवा के रूप में। भारतीय मूल के सुब्बाराव ने फोलिक एसिड पर कार्य प्रारम्भ किया। फोलिक एसिड को तब जानवरों के अंगों के घोल से अलग किया जाता था। यह एक बड़ी श्रमसाध्य और महँगी प्रकिया थी।

रसायन विशेषज्ञ होने के नाते सुब्बाराव की रुचि इसमें थी कि वह फोलिक एसिड की संरचना का रासायनिक विश्लेषण करें और फिर उसे कृत्रिम तरीके से प्रयोगशाला में संश्लेषित करें। दवा कम्पनियों की रुचि इसी में थी। सुब्बाराव का दवा कम्पनी के लिए काम करने आने की कहानी बड़ी रोचक थी। सुब्बाराव 1923 में भारत से डॉक्टरी की पढ़ाई पूरी कर एक छात्रवृत्ति पर अमेरिका पहुँचे। बेकार थे। उनके पास अमेरिका में प्रैक्टिस करने का लाइसेंस नहीं था। अतः बतौर चिकित्सक कोई नौकरी नहीं मिली। जेब में पैसे भी नहीं थे। उस पर बोस्टन की भीषण सर्दी। वहाँ के एक महिला अस्पताल में रात्रिकालीन चौकीदार व सफाई कर्मचारी की नौकरी की। वहाँ हुई जान-पहचान काम आई। वहाँ की बायोकेमिस्ट्री लैब में अनुसन्धानकर्ता का कार्य मिल गया। यहाँ उनका कार्य था कोशिकाओं को क्षत-विक्षित कर उसमें स्थित रसायन तत्त्वों को अलग कर पहचानना। बड़ा श्रमसाध्य और दुरूह कार्य था। काम के धुनी एकनिष्ठ सुब्बाराव को सफलता मिली। उन्होंने कोशिका में ए.टी.पी. नामक यौगिक की पहचान की जो कोशिका में ऊर्जावाहक का कार्य करता है। मांसपेशियों में ऊर्जावाहक क्रियाटिन को चिह्नित किया। यह तब विलक्षण खोज थी जिसके लिए नोबेल पुरस्कार मिलना चाहिए था। लेकिन सुब्बाराव गुलाम देश के, फटेहाल, एक कमरे में रहनेवाले, आत्मकेन्द्रित, साधारण व्यक्ति थे। रंग-भेद और जाति-भेद का परिणाम कि उन्हें अपने कार्य का पुरस्कार तो दूर उनका कार्यकाल भी नहीं बढ़ाया गया। मायूस और दुखी उन्होंने 1940 में वहाँ का काम छोड़ दिया और एक औषधि कम्पनी की अनुसन्धान कार्यशाला में कार्य ले लिया। यहाँ उन्हें रासायनिक यौगिकों के संश्लेषण का संचालन करना था। प्राकृतिक पोषक तत्त्वों का कृत्रिम निर्माण करना सुब्बाराव के लिए चुनौतीपूर्ण परन्तु रुचिकर कार्य था। इस प्रकार उन्होंने एनीमिया में काम आनेवाले फोलिक एसिड का कृत्रिम निर्माण करने का कार्य शुरू किया।

फोलिक एसिड की कैंसर से सम्बद्धता और फोलिक एसिड एंटागोनिस्ट्स (फोलिक एसिड रोधक/एंटीफोलेट्स) के कैंसर उपचार में प्रयोग की कहानी जितनी रोचक है उतनी दर्दभरी भी। 1940 के दशक में जब सुब्बाराव कृत्रिम फोलिक एसिड बनाने का कार्य कर रहे थे तब डॉ. फर्बर कैंसर उपचार से जूझ रहे थे, विशेषकर रक्त कैंसर से। कारण, रक्त कैंसर तब 'अनाथ' कैंसर था। सर्जन और रेडिएशन विशेषज्ञ रक्त कैंसर में कुछ कर नहीं सकते थे, अतः इसको हाथ नहीं लगाते थे। डॉ. फर्बर बच्चों के अस्पताल में कार्यरत थे। बच्चों के रक्त कैंसर, अक्यूट लिम्फोब्लास्टिक ल्यूकीमिया, में उनकी विशेष रुचि थी। यह एक घातक कैंसर था। यह छोटे बच्चों में होता था। और होने के कुछ सप्ताह-महीनों में बालक की दर्दनाक मृत्यु हो जाती थी। उनके कैंसर वार्ड में ऐसे बच्चे आते थे। डॉ. फर्बर

व उनके सहयोगी उनका यथासम्भव इलाज करते थे, तड़पते देखते थे, उनको बचाना चाहते थे परन्तु हताश, कुछ कर नहीं पाते थे। डॉ. फर्बर का सोचना था कि रक्त कैंसर रक्त-मज्जा में रक्त बनने में विकृत प्रक्रिया का परिणाम है, अतः रक्त बनने की प्रक्रिया के बारे में जानकारी और उसको प्रभावित करनेवाले तत्त्वों की जानकारी से ही रक्त कैंसर के उपचार का कुछ रास्ता निकलेगा। चालीस के दशक तक मिंटो और विल्स आदि के अनुसन्धान से आयरन, बी-12 और फोलिक एसिड से रक्त बनने की प्रक्रिया में इन तत्त्वों की अनिवार्यता और प्रभाव की जानकारी के फलस्वरूप इन पर 1940 में सुब्बाराव और अन्य अनुसन्धानकर्ता कार्य कर रहे थे। फोलिक एसिड के कृत्रिम निर्माण का कार्य चल रहा था। डॉ. फर्बर की इस पर निगाह थी। उनका सोचना था कि फोलिक एसिड जब एनीमिया की गम्भीर अवस्था में रक्त-मज्जा को रक्त बनाने के लिए चालू कर सकता है तो हो सकता है रक्त-मज्जा के विकृत कार्य को भी सुचारु कर सके। अतः उन्होंने अपने अक्यूट लिम्फोब्लास्टिक ल्यूकीमिया में बच्चों में फोलिक एसिड का प्रयोग करना चाहा। उनको बचाने का कोई उपाय उपलब्ध नहीं था, सोचा शायद यह सार्थक हो। उन्होंने फोलिक एसिड मँगवाया और उन बच्चों को दिया। दुर्भाग्य से इसका असर उनकी सोच के ठीक विपरीत हुआ। कैंसर और तीव्र हो गया, बच्चों की हालत खराब हो गई, उनकी मृत्यु हो गई। उनकी मृत्यु तो निश्चित थी लेकिन इसके लिए अस्पताल के अन्य बाल चिकित्सकों ने डॉ. फर्बर को दोषी माना। उन्हें कसाई तक की संज्ञा दी गई। अस्पताल के डॉक्टरों ने उनका एक तरह से बहिष्कार कर दिया। बेचारे डॉ. फर्बर और उनके साथी-इस सबके बावजूद वार्ड में भर्ती कैंसर के इन मरीजों का इलाज तो उन्हें ही करना था। वे अपने उत्तरदायित्व से विमुख नहीं हो सकते थे। उन बच्चों को वे चुपचाप मरते नहीं देख सकते थे। वह बहिष्कार से कहीं अधिक दुखदायी था।

1947, डॉ. फर्बर का न द्वन्द्व खत्म हुआ न अन्तर्द्वन्द्व। डॉ. सुब्बाराव का कृत्रिम रूप से फोलिक एसिड बनाने (सिन्थेसिस/संश्लेषण) का काम प्रगति पर था। उन्होंने फोलिक एसिड की आन्तरिक संरचना के अनुरूप काफी यौगिकों का निर्माण किया। लेकिन जब उनके प्रभाव का परीक्षण किया गया तो पाया कि उनका प्रभाव फोलिक एसिड के ठीक विपरीत था। अर्थात् यह फोलेट यौगिक, एंटीफोलेट, एंटीफोलिक एसिड कम्पाउंड की तरह काम करते थे। डॉ. सुब्बाराव जिस दवा कम्पनी के लिए काम कर रहे थे, उसकी तो इन एंटीफोलेट्स में कोई रुचि नहीं थी। लेकिन डॉ. फर्बर को अवश्य इनमें फिर अपने घातक रक्त कैंसर के बाल रोगियों के लिए कुछ कर पाने की सम्भावना नजर आई। वैसे तो फोलिक एसिड के प्रयोग से जो उनकी फजीहत हुई थी उससे उन्हें इस बारे में सोचना भी नहीं चाहिए था। लेकिन उनके चिकित्सकीय सोच के अनुसार फोलिक एसिड कैंसर प्रेरक साबित

हुई थी तो एंटीफोलिक एसिड कैंसर रोधक होना चाहिए। अब इसको परखने की और तो कोई विधि थी नहीं सिवाय इसके कि उनको कैंसर रोगियों पर परखा जाए। लेकिन अगर ऐसा नहीं हुआ तो? नहीं हुआ तो कैंसर तो उनकी जान लेगा ही। देकर देखना ही रोगियों के हित में था। डॉ. फर्बर का अन्तर्द्वन्द्व गहरा था। लेकिन अपने सोच और अपने निर्णय में आस्था भी उतनी ही गहरी। उन्होंने सुब्बाराव से एंटीफोलेट मँगवाए। तभी उनके वार्ड में गम्भीर, प्रायः मरणासन्न, अक्यूट लिम्फेटिक ल्यूकीमिया—घातक रक्त कैंसर का एक बच्चा भर्ती हुआ। जुड़वाँ भाइयों में से एक दो वर्षीय बच्चे का नाम था रोबर्ट सेंडलर। जहाज पर काम करनेवाले एक साधारण कर्मचारी का बच्चा। दस दिन पहले तक दोनों बच्चे बिलकुल ठीक थे। हँसते-खेलते मस्त। तभी रोबर्ट को अजीब बीमारी ने आ घेरा। हलका बुखार और सुस्ती। बुखार चलता रहा, कमजोरी बढ़ती गई और साथ में चेहरा जर्द होता गया। दसवें दिन बुखार काफी तेज हो गया, चेहरा एकदम सफेद, हालत काफी गिर गई। अस्पताल में परीक्षण पर उसकी स्प्लीन (तिल्ली) इतनी बढ़ी हुई थी कि पूरे पेट में फैली हुई थी। स्प्लीन, जहाँ रक्त बनता है, संग्रह होता है। डॉ. फर्बर ने बच्चे के रक्त की एक बूँद लेकर माइक्रोस्कोप से देखी—रक्त, कैंसर की श्वेत कोशिकाओं से भरा था। घातक कैंसर अक्यूट लिम्फोब्लास्टिक ल्यूकीमिया।

डॉ. फर्बर के पास सुब्बाराव के पास से आया टेरायिलएस्पार्टिक एसिड एंटीफोलेट था। 6 सितम्बर, 1947 को उन्होंने रॉबर्ट सेंडलर को वह दवा के रूप में देना आरम्भ किया। महीने भर इलाज से कुछ लाभ नहीं हुआ। बालक की हालत गिरती गई। स्प्लीन और बड़ी हो गई। कमजोरी बढ़ गई। जोड़-जोड़ में दर्द शुरू हो या। नर्व्ज पर दबाव आ गया और भयानक दर्द से बच्चा बिलबिला गया। बच्चा मरणासन्न। सभी हताश। तभी सुब्बाराव ने नया एंटीफोलेट, ऐमाईनाप्टेरीन, भेजा। डॉ. फर्बर ने तुरन्त उसको रॉबर्ट को देना शुरू किया। आशा के विपरीत अप्रत्याशित लाभ हुआ। रक्त से कैंसर कोशिकाएँ कम होकर विलीनप्राय हो गईं। स्प्लीन सिकुड़ गई। दर्द खत्म, ट्यूमर खत्म। बच्चा घर चला गया। महीने भर बाद जब दिखाने आया तो अपने पैरों पर चल रहा था। धीरे-धीरे उतना ही स्वस्थ और चंचल जितना उसका जुड़वाँ भाई। यह सर्वथा अप्रत्याशित था। पहली बार कोई औषधि कैंसर नाशक नहीं तो कैंसर रोधक अवश्य सिद्ध हुई थी।

डॉ. फर्बर की प्रतिष्ठा फिर स्थापित हुई। रक्त कैंसर के बाल रोगियों की लाइन लग गई। सभी वह दवा चाहते थे और कोई दवा थी ही नहीं। यह दवा केवल डॉ. फर्बर के पास उपलब्ध थी।

10. नाइट्रोजन मस्टर्ड : प्रत्येक औषधि एक विष होती है, इस रूप में कि ऐसी कोई औषधि नहीं जिसके कुप्रभाव न हों, जिसका प्रभाव होगा उसका शरीर पर

कुप्रभाव हमेशा सम्भव है, यहाँ तक कि वह घातक भी हो सकता है। इसीलिए यह मान्यता है कि प्रत्येक औषधि एक विष होती है। तब यह भी तार्किक सोच है कि प्रत्येक विष एक औषधि हो सकती है। कैंसर उपचार में आनेवाली अधिकांश औषधियों का तो आधार ही यही है। इन विषैली औषधियों का आविष्कार और कैंसर हनन के लिए प्रयोग इसका प्रमाण है। मस्टर्ड गैस जो एक घातक रसायन थी और जिसका आविष्कार और प्रयोग प्रथम विश्वयुद्ध में सन् 1917 में जर्मनी ने ब्रिटिश सेना के विरुद्ध किया था, वही मस्टर्ड गैस रसायन आगे चलकर कैंसर नाशक के रूप में काम में ली गई। युद्ध क्षेत्र से अस्पताल के वार्ड, युद्ध से कैंसर के खिलाफ युद्ध तक यात्रा की इसकी कहानी जितनी रोचक है उतनी ही मार्मिक भी। 12 जुलाई, 1917 को बेल्जियम में लड़ रही ब्रिटिश सेना की एक टुकड़ी पर रात के अँधेरे में बम बरसाए गए। इन बमों पर पीले क्रॉस का निशान बना था। यह बम अन्य बमों से भिन्न थे। इनमें विस्फोटक के स्थान पर एक पीला तरल था। बम से निकलते ही यह तरल गैस में परिवर्तित हो गया। गैस चारों ओर फैल गई। वातावरण में सरसों के तेल और लहसुन जैसी बदबू फैल गई। खन्दकों में जागे-सोये सैनिकों का खाँसी से दम घुटने लगा। आँखें जलने लगीं, लाल सुर्ख होकर सूजकर बन्द हो गईं। दिखना बन्द हो गया। बाद में उनके शरीर पर बड़े-बड़े कष्टदायक मवाद भरे फफोले उभर आए। हजारों सैनिकों की दर्दनाक मृत्यु हुई। जो बच गए उनमें दीर्घकालिक व्याधियाँ उत्पन्न हुईं। खून की इतनी कमी कि हर महीने रक्त चढ़ाना पड़ा। उनको बार-बार संक्रमण होता। कारण, रोगाणुओं से रक्षा करनेवाले श्वेत कण रक्त से विलुप्तप्राय हो गए थे। उपचार करनेवाले डॉक्टरों ने पाया कि मस्टर्ड गैस के अस्थि-मज्जा पर विशिष्ट प्रकार के प्रभाव से ऐसा हुआ था। यह एक रोचक तथ्य था। मस्टर्ड गैस एक ऐसा रसायन था जो रक्त बनानेवाली अस्थि-मज्जा की कुछ कोशिकाओं को विशिष्ट रूप से नष्ट करता है। लेकिन 1919 के परिवेश में कैंसर विशेषज्ञों का इस ओर ध्यान नहीं गया, इसका कोई संज्ञान नहीं लिया।

इसके लगभग 25 साल बाद, दूसरे विश्वयुद्ध में, 2 दिसम्बर, 1943 को जर्मनी ने इटली के एक बन्दरगाह में खड़े अमेरिका के एक युद्धपोत बेड़े पर हवाई आक्रमण किया। इस भीषण आक्रमण में पूरा बेड़ा नष्ट हो गया। बेड़े के एक युद्धपोत में 70 टन मस्टर्ड गैस छुपाकर रखा हुआ था। इसका पता पोत के सैनिकों को भी नहीं था। आवश्यक होने पर इसका प्रयोग करना था। पोत के नष्ट होने पर मस्टर्ड गैस-तरल पानी में फैल गया। जल-थल पर घातक मस्टर्ड गैस फैल गई। नौसैनिक, मछुआरे और बन्दरगाह के नागरिकों का वही हाल हुआ जो पहले विश्वयुद्ध में ब्रिटिश सैनिकों का हुआ था। सैकड़ों सैनिक और नागरिक मारे गए। छुपाकर रखे गए इस घातक रसायन का युद्ध में प्रयोग की इच्छा रखनेवाले अमेरिका को शर्मसार होना पड़ा। चुपके

से वरिष्ठ डॉक्टरों की टीम भेजी गई जिन्होंने मरे हुओं का पोस्टमार्टम किया। बचे हुए सबको इलाज के लिए अमेरिका भेजा गया। परीक्षण पर मिला कि अस्थि-मज्जा बुरी तरह से क्षतिग्रस्त थी और रक्त से श्वेत कोशिकाएँ विलुप्त थीं।

सैनिक प्रशासन ने वैज्ञानिकों को युद्ध में काम आनेवाली सारी विषैली गैसों के जैविक असर का विस्तृत अध्ययन करने को कहा। वे शरीर पर क्या प्रभाव डालती हैं, कैसे डालती हैं और उनसे किस प्रकार बचा जा सकता है। नाइट्रोजन मस्टर्ड का अध्ययन करने की जिम्मेवारी येल विश्वविद्यालय के लुई गुडमेन और एलफ्रेड गिलमेन को दी। इन दोनों औषधि विशेषज्ञों की विशेष रुचि मस्टर्ड की अस्थि-मज्जा पर श्वेत कणों को उत्पन्न करनेवाली कोशिकाओं को नष्ट करनेवाली शक्ति में थी। हर विष का प्रयोग एक औषधि के रूप में किया जा सकता है। क्या इस घातक विष को उचित परिस्थिति में, सूक्ष्म मात्रा में देकर, अस्थि-मज्जा में बननेवाले श्वेत कण कैंसर पर काबू पाया जा सकता है? उन्होंने पहले जानवरों पर प्रयोग किए। खरगोश और चूहों में यह विष सूक्ष्म मात्रा में इंजेक्ट किया गया। प्रभाव के अध्ययन से मिला कि रक्त से श्वेत कण विलुप्त हो गए और अस्थि-मज्जा नष्टप्राय हो गई। अध्ययन के बाद उन्होंने एक कैंसर विशेषज्ञ को लिम्फोमा नामक श्वेत कोशिकाओं के कैंसर रोगी में प्रयोग करने के लिए राजी किया। सूक्ष्म मात्रा में मस्टर्ड की एक के बाद एक दस खुराक दी। आशातीत सफलता मिली। रोगी के शरीर की लिम्फोमा की बड़ी-बड़ी गाँठें घुलकर नरम पड़ गईं। यद्यपि कुछ समय बाद कैंसर वापस आ गया लेकिन यह सिद्ध हो गया कि उचित रसायनों द्वारा कैंसर कोशिकाओं को नष्ट किया जा सकता है। यह प्रभाव दीर्घकालिक हो इसके लिए अनुसन्धान आरम्भ हुए। नाइट्रोजन मस्टर्ड रसायन में बदलाव कर उसके अनेक प्रारूप तैयार किए गए। उनका अनुसन्धानशाला में कैंसर कोशिकाओं पर प्रभाव का परीक्षण किया गया। आज कैंसर उपचार में नाइट्रोजन के अनेक प्रारूप उपयोग में लिये जाते हैं। सात कैंसर रोधक दवाओं के साथ नाइट्रोजन मस्टर्ड के एक प्रारूप के प्रयोग से बर्किट्स लिम्फोमा नामक घातक कैंसर पर विजय पाई गई है। इसी प्रकार की साइक्लोफोस्फामाइड युक्त कम्बीनेशन कीमोथैरैपी से बच्चों के अक्यूट लिम्फोब्लास्टिक ल्यूकीमिया (रक्त कैंसर) को पूर्णतया ठीक किया जा सकता है।

वैज्ञानिक दोनों ही थे, नरसंहार के लिए घातक रसायन बनानेवाले और घातक कैंसर के खिलाफ विष को औषधि बनानेवाले। यह समाज और शासन पर निर्भर करता है कि वे क्या करेंगे और क्यों करेंगे! विष और अमृत एक ही रसायन के दो रूप हैं। अन्तर है तो उसके प्रयोग पर, युद्ध में हो तो विष और कैंसर के खिलाफ युद्ध में हो तो अमृत। रसायन स्वयं तो विष-अमृत दोनों है। उपयोग करनेवाले की इच्छा और भावना का फर्क है।

क्यूरेबल कैंसर

कैंसर जो सर्वथा ठीक हो सकते हैं, जिनका 80 प्रतिशत से अधिक में शर्तिया इलाज सम्भव है।

टेस्टीक्यूलर कैंसर : वृषण का कैंसर : चमत्कारी औषधि सिसप्लेटिन : वृषण के कैंसर जो जर्म सेल (जनन कोशिका) जनित होते हैं, उनका 80 प्रतिशत से अधिक में शर्तिया उपचार सम्भव है। जल्दी निदान हो जाए और अन्यत्र फैले न हों तो और भी अधिक में। सेमिनोमा और टेराटोमा इसके प्रमुख प्रकार होते हैं। 20–25 साल की उम्र में टेराटोमा और 30–55 की उम्र में सेमिनोमा। जिनका निदान प्रारम्भिक अवस्था में हो जाता है वे तो वृषण को हटाने मात्र से ही ठीक हो जाते हैं। आवश्यकता अनुसार वृषण को ड्रेन करनेवाले पेट की लिम्फनोड्स को रेडिएशन दिया जाता है। 1976 में आई सिसप्लेटिनम (सिसप्लेटिन) तो वृषण कैंसर के इलाज में चमत्कारी सिद्ध हुई। सिसप्लेटिन के औषधि रूप में आविष्कार की कहानी भी उतनी ही चमत्कारी है। 1965 में बर्नेट रोजेनबर्ग नाम के एक वैज्ञानिक एक अनोखा प्रयोग कर रहे थे। वे देखना चाहते थे कि विद्युत तरंगों का रोगाणुओं पर क्या असर होता है। विद्युत तरंगें प्रेरक होंगी या रोधक? रोगाणु पोषक घोल, जिसमें रोगाणु उगाते थे (संवर्धन करते थे), उसमें प्लेटिनम के दो इलेक्ट्रोड्स लगाए। तारों से जोड़कर उन इलेक्ट्रोड्स के माध्यम से घोल में करंट पास किया। आश्चर्य रोगाणु उगे नहीं वरन् मर गए। तो क्या बिजली की तरंगें रोगाणुनाशक हैं? और प्रयोग हुए। जिनमें करंट पास करने के लिए दूसरे इलेक्ट्रोड लिये गए उनमें तरंगों का कोई असर नहीं हुआ। प्लेटिनम इलेक्ट्रोड से ऐसा क्या हुआ? अनुसन्धान से मिला कि संवर्धन घोल में इलेक्ट्रोड घुलकर सिसप्लेटिन बन गया था। सिसप्लेटिन के प्रयोग से यह सिद्ध हो गया कि यह एक जैविक विष है जो कोशिकाओं को नष्ट कर सकता है। रोगाणु को, जो एक कोशकीय जीव है, अपनी वृद्धि के लिए डी.एन.ए. का संवर्धन करना होता है। कैंसर कोशिका को भी। सिसप्लेटिन कोशिका में प्रवेश कर नवनिर्मित डी.एन.ए. को नष्ट कर देता है, वृद्धि को रोक देता है। कैंसर कोशिका की अनवरत वृद्धि को रोकने की क्षमता के कारण सिसप्लेटिन एक सशक्त कैंसर रोधक दवा सिद्ध हुई। 1973 में एक वृषण कैंसर में जो फेफड़ों तक फैल गया था और जब उपलब्ध कैंसर रोधक दवाओं से काबू नहीं आ रहा था, तब प्रयोग के तौर पर आखिरी प्रयास में सिसप्लेटिन दिया गया। रोगी ने स्वेच्छा से इसे लेना स्वीकारा। कैंसर की सारी गाँठें घुल गईं, फेफड़ों में फैली कैंसर की गाँठें भी। यह कैंसर की गाँठ को नष्ट करने के लिए चमत्कारी औषधि सिद्ध हुई। लेकिन सिसप्लेटिन से इलाज इतना सरल भी नहीं था। इसका वमनकारी प्रभाव बड़ा दुखदाई होता है। एक के बाद एक तेज उलटियाँ। मरीज को चैन नहीं लेने देतीं। जान हलक में आ जाती है। मरीज कहता है इस इलाज

से तो मरना ही बेहतर था। इसीलिए कैंसर का इलाज 'आग का दरिया और तैरकर जाने' वाला होता है। घातक और कष्टदायक कैंसर से छुटकारे के लिए इसे सहन करना पड़ता है। चिकित्सकों के पास विकल्प नहीं है। अब उपलब्ध वमनशामक औषधियों से अवश्य आराम मिला है लेकिन जब सिसप्लेटिन का प्रयोग शुरू हुआ था तब ऐसी कोई दवा उपलब्ध नहीं थी। मरीज चुपके से मेरिजुआना लेते थे।

एक्स्ट्रा गोनाडल जर्म सेल ट्यूमर : जनन कोशिकाओं का ट्यूमर या कैंसर जननांगों के बाहर उनसे दूर। जनन कोशिकाएँ तो जननांगों–वृषण (टेस्टीज) और डिम्ब ग्रन्थि (ओवरी) में ही होते हैं, शरीर में अन्यत्र कैसे पहुँचे। कहते हैं भ्रूण के विकास के दौरान यह छिटककर अन्यत्र चले जाते हैं और युवा अवस्था में कैंसर को जन्म देते हैं। ये दोनों फेफड़ों के बीच हृदय के सामने, गले में या मस्तिष्क में पाए जाते हैं। यह कैंसर विकिरण और सिसप्लेटिन युक्त औषधियों से उपचार-साध्य है। कहते हैं, भारतीय क्रिकेट के सितारे युवराज को ऐसा ही कैंसर था जिसका सफल इलाज किया गया।

होजकिन्स लिम्फोमा : श्वेत रक्त कोशिकाओं का लिम्फग्रन्थियों का कैंसर : यह सन् 2004 की बात है। एक खिलाड़ी 20 वर्षीय युवक ने गर्दन के बाईं ओर एक गाँठनुमा उभार महसूस किया। शीशे में देखा, हाथ से छुआ, न ललाई, न किसी प्रकार का दर्द। सोचा ऐसे ही कुछ है ठीक हो जाएगा। लेकिन गाँठ ठीक नहीं हुई, बढ़ती गई। हालाँकि गाँठ से किसी प्रकार की तकलीफ नहीं थी, फिर भी चिन्ता हुई और डॉक्टर को दिखाने गए। जाँच हुई। निदान के लिए एक्स-रे, रक्त परीक्षण और फिर कैटस्कैन। मालूम हुआ कि गर्दन की गाँठ तो मात्र बाहर से दिखनेवाली एक थी असल में गाँठों की पूरी एक शृंखला थी जो सीने में अन्दर नीचे तक फैली हुई थी। आपस में उलझी, गुत्थमगुत्था गाँठों से साफ था कि यह लिम्फोमा नामक लिम्फ ग्रन्थियों का कैंसर है। कैंसर अस्पताल पहुँचे तो गले की गाँठ निकालकर कैंसर का प्रकार और स्थिति देखने को परीक्षण किया गया। निदान हुआ कि होजकिन्स लिम्फोमा है जो फैलकर स्टेज दो तक पहुँच गया है। यह लिम्फग्रन्थियों का कैंसर होता है। ग्रन्थियाँ जिनमें कैंसर की श्वेत रक्त कोशिकाएँ निवास करती हैं। यह एक लिम्फग्रन्थि से पास की दूसरी लिम्फग्रन्थि में होता हुआ धीरे-धीरे फैलता है। यह आसपास के अन्य ऊतकों में नहीं जाता, उन्हें नष्ट नहीं करता और न ही हठात् शरीर के अन्य भागों में फैलता है। कुछ में वजन गिरना, बुखार, रात में पसीना आदि लक्षण होते हैं, अधिकांश में यह अन्दर ही अन्दर धीरे-धीरे फैलता रहता है, या चमड़ी के नीचे स्थित लिम्फग्रन्थि प्रभावित होने पर इसका पता चलता है, जैसा कि इस केस में हुआ। यह एक ऐसा कैंसर है जिसका उपचार केवल कीमोथैरैपी (औषधि उपचार) से सम्भव है, जिससे दीर्घकालिक या सार्वकालिक

मुक्ति 80 प्रतिशत से अधिक में मिलती है। कैंसर रोधक एक दवा नहीं वरन् चुनिन्दा अनेक दवाओं के सामूहिक प्रयोग से। इलाज लम्बा चलता है—एक साल तक चल सकता है। कुछ सप्ताहों के अन्तराल पर बार-बार दवाइयाँ दी जाती हैं। शुरू में रोगी की हालत खराब हो जाती है। बाल झड़ जाते हैं, वजन कम हो जाता है, खाने से अरुचि हो जाती है, रक्त से रक्षक श्वेत कोशिकाएँ गायब हो जाती हैं जिससे गम्भीर, यहाँ तक कि घातक संक्रमण होने का खतरा बना रहता है। सन्तान उत्पत्ति की क्षमता नष्ट हो सकती है। लेकिन इन कुप्रभावों से बचने के उपचार के साथ आज इस कैंसर से सार्वकालिक मुक्ति मिलती है, इस कैंसर का शर्तिया इलाज सम्भव है। आवश्यकता होने पर विकिरण या शल्यक्रिया सहायक चिकित्सा के रूप में काम ली जाती है। अधिक फैला न हो तो सघन विकिरण चिकित्सा से भी इसका सार्थक उपचार किया जा सकता है। फैले हुए होजकिन्स लिम्फोमा में भी आज कीमोथैरैपी सार्थक है जबकि पहले यह घातक होता था। युवक ने यह सब भोगते हुए इलाज करवाना स्वीकार किया, इलाज के गम्भीर कुप्रभाव भुगते। अनेक उतार-चढ़ाव, दवाओं के विभिन्न मिश्रणों के प्रयोग के बाद शरीर की सारी कैंसर गाँठें घुल गईं।

होजकिन्स को, जिनके नाम से आज यह कैंसर जाना जाता है, नहीं मालूम था कि यह गाँठें एक प्रकार का कैंसर हैं। वे स्वयं एक एनाटोमिस्ट (शरीर रचना विज्ञान विशेषज्ञ) थे। शव विच्छेदन कर डॉक्टरों को पढ़ाते थे। उनमें मिलनेवाली विकृतियों को प्रीजर्व (सुरक्षित) कर संगृहीत करते थे। उनको जवान युवकों के 6 शवों में शृंखलाबद्ध आपस में उलझी हुईं लिम्फग्रन्थियाँ मिलीं। उन्होंने उन्हें निकालकर कॉलेज के संग्रहालय में रखा। उनका मानना था कि यह गाँठें सिफलिस या टी.बी. नहीं हैं! यह कुछ नई बीमारी है जिससे इन युवकों कि मृत्यु हुई है। उन्होंने डॉक्टरों के सम्मेलन में इन 6 पर परचा पढ़ा। किसी को रुचिकर नहीं लगा। किसी ने इसका संज्ञान नहीं लिया। इस बारे में सब भूल गए। डॉ. होजकिन्स ने भी बाद में यह काम छोड़ दिया। यह 1844 की बात है। 1898 में, होजकिन्स की मृत्यु के भी 30 साल बाद, जब गाँठों के सूक्ष्म परीक्षण के साधन उपलब्ध हो गए, तब एक पैथोलोजिस्ट ने ऐसी गाँठों के परीक्षण पर उसमें नए तरह के बड़े-बड़े, उल्लू की आँखों जैसी कैंसर कोशिकाएँ (रीड-स्टेनबर्ग सेल) देखीं और इसे कैंसर करार दिया। तब उन्हें होजकिन्स द्वारा संग्रहालय में रखे स्पेसीमेन का ध्यान आया। उन्हें निकालकर परीक्षण किया गया। सचमुच ६ में से 4 में कैंसर निकला। और तब इसे होजकिन्स डिजीज, होजकिन्स लिम्फोमा का नाम दिया गया। जीते जी श्रेय तो दूर सर्वथा अवज्ञा हुई थी। यह इन डॉक्टरों की भलमनसाहत थी जो होजकिन्स को मरणोपरान्त यह श्रेय दिया, वरना तो अन्य अनेक अनुसन्धानकर्ताओं की तरह इनका नाम भी गुमनामी के अँधेरे में खो जाता।

अक्यूट लिम्फेटिक ल्यूकीमिया (ए.एल.एल.): रक्त कण अस्थि-मज्जा (बोनमेरो) में बनते हैं—लाल रक्त कण जो कोशिकाओं तक प्राणवायु ऑक्सीजन ले जाते हैं, श्वेत रक्त कण जो शरीर के आन्तरिक रक्षासंस्थान के विभिन्न सैनिक-सिपाही होते हैं और बिम्बाणु (प्लेटलेट्स) जो रक्तस्राव रोधक होते हैं। रक्त कणों का एक निश्चित जीवनकाल होता है जिसके बाद वे स्वयं नष्ट हो जाते हैं। लाल रक्त कणों का जीवनकाल 120 दिन, बिम्बाणुओं (प्लेटलेट्स) का 7 दिन और श्वेत कणों का मात्र 7 घंटे। अत: आवश्यक है कि उनका निरन्तर पुनर्भरण होता रहे। यह कार्य अस्थि-मज्जा करती है जो प्रतिदिन अरबों नई रक्त कोशिकाओं का निर्माण कर नष्ट हुई कोशिकाओं की जगह भेजती है। अस्थि-मज्जा में हर प्रकार की रक्त कोशिका के लिए निर्धारित पूर्वज-कोशिकाएँ (ब्लास्ट सेल्स) होती हैं जो अपने अनुरूप विशिष्ट रक्त कोशिकाओं को जन्म देती हैं। ये पूर्वज ब्लास्ट कोशिकाएँ मज्जा में स्थित सर्वशक्तिमान मूल (आदि) स्टेम कोशिका से आती हैं। सर्वशक्तिमान स्टेम कोशिका किसी भी प्रकार की ब्लास्ट कोशिका को जन्म दे सकती है। श्वेत कण मुख्यत: दो प्रकार के होते हैं—माइलोइड और लिम्फोइड। माइलोइड श्वेत रक्त कण माइलोब्लास्ट नामक पूर्वज-कोशिकाओं से बनते हैं और लिम्फोइड श्वेत रक्त कण लिम्फोब्लास्ट कोशिकाओं से। अगर माइलोब्लास्ट कोशिका कैंसर कोशिका में परिवर्तित हो जाए तो वह माइलोइड ल्यूकीमिया (माइलोइड रक्त कैंसर) और लिम्फोब्लास्ट के कैंसर में परिवर्तित होने पर लिम्फोइड ल्यूकीमिया (लिम्फोइड रक्त कैंसर) को जन्म देती हैं। यह दोनों प्रकार के रक्त कैंसर अक्यूट (तीव्र गति) या क्रोनिक (शिथिल गति) वाले हो सकते हैं। बच्चों में साधारणतया लिम्फोइड रक्त कैंसर और बड़ों में माइलोइड रक्त कैंसर होते हैं। छोटे बच्चों में अक्यूट लिम्फोब्लास्टिक ल्यूकीमिया होता है।

1860 में अक्यूट लिम्फोब्लास्टिक ल्यूकीमिया का पहला केस रिपोर्ट किया गया। पाँच साल की मारिया नाम की हँसती-खेलती चंचल बच्ची। हठात् बच्ची सुस्त हो गई और उसके शरीर पर जगह-जगह लाल-काले रक्त के चकत्ते उभर आए। दूसरे दिन बुखार आ गया और गर्दन ऐंठ गई। डॉक्टर ने देखा और रक्त शिरा से खून की एक बूँद लेकर उस समय उपलब्ध माइक्रोस्कोप (सूक्ष्मदर्शी यंत्र) से परीक्षण किया। रक्त लाखों ल्यूकीमिक (कैंसर) कोशिकाओं से भरा था। बच्ची रात में ठीक से सो नहीं पाई। दूसरे दिन दोपहर को उसे खून की उलटी हुई और वह बेहोश हो गई। जब तक डॉक्टर पहुँचे, मारिया मर चुकी थी। हँसती-खेलती स्वस्थ बच्ची में रोग के पहले लक्षण से निदान और मृत्यु में मात्र तीन दिन का समय। ऐसा होता था तीव्र गतिवाला बच्चों का घातक अक्यूट लिम्फोब्लास्टिक रक्त कैंसर। अब हालात बदल गए हैं। आज उचित निदान और सघन इलाज के फलस्वरूप यह

सर्वथा ठीक होनेवाले कुछ कैंसरों में से एक है। त्वरित निदान और सघन चिकित्सा, जहाँ इनका अभाव है वहाँ हालात आज भी वैसे ही हैं।

2004। कार्ला नामक 30 वर्षीया स्कूल अध्यापिका, तीन बच्चों की माँ, घर-परिवार। चुस्त-दुरुस्त, छोटे बच्चों को पढ़ाने का भागम-भाग का जीवन। एक दिन सवेरे उठी तो सर जैसे सुन्न हो गया था। ऐसा लगा जैसे कुछ गम्भीर गड़बड़ है। वैसे तो एक महीने से कुछ गड़बड़ चल रही थी। अप्रैल के अन्तिम दिनों में हठात् उनकी पीठ पर लाल-काले चकत्ते उभर आए। दाँतों के बीच मसूड़े जर्द सफेद हो गए। कुछ ही दिनों में इतनी कमजोरी आ गई कि सीढ़ियाँ चढ़ना मुश्किल हो गया। बच्चों के साथ घंटों भाग-दौड़ करनेवाली कार्ला का बिस्तर से उठना ही मुश्किल हो गया। घंटों गफलत और नींद में पड़ी रहती। बिस्तर से उठती तो इतनी कमजोरी लगती कि खड़ी नहीं रह पाती, घुटनों के बल चलना पड़ता। कुछ दिन ठीक रहती फिर वही हालत। कार्ला जीवन में कभी बीमार नहीं हुई, कभी डॉक्टर के पास नहीं गई। सोचा ऐसे ही थकावट और कमजोरी है, ठीक हो जाएगा। पति डॉक्टर के पास ले गए। डॉक्टर ने सर दर्द और सुन्नता के कारण इसे माइग्रेन माना और एस्पिरिन दी। एस्पिरिन से खून के चकत्ते और उभर आए। आखिर कार्ला एक क्लीनिक में गईं जहाँ उनका रक्त परीक्षण किया गया। कार्ला को, साधरणतया बच्चों में होनेवाला अक्यूट लिम्फोब्लास्टिक ल्यूकीमिया निकला। उन्हें तुरन्त कैंसर अस्पताल भेज दिया गया। 21 अप्रैल से शुरू 19 मई को घातक बीमारी से ग्रस्त गम्भीर अवस्था में कैंसर अस्पताल में। लेकिन अब औषधियाँ उपलब्ध थीं, जिनके सामूहिक प्रयोग से उपचार सम्भव था। कैंसर घातक था, साथ ही इसकी उपलब्ध चिकित्सा के अपने घातक खतरे थे। कार्ला की अस्थि-मज्जा कैंसर कोशिकाओं से भरी थी। लाल रक्त कण बनानेवाली कोशिकाएँ अस्थि-मज्जा से लुप्तप्राय थी जिसके फलस्वरूप गम्भीर एनीमिया हो रहा था। कैंसर-कोशिका-नाशक दवाइयाँ देने पर ये कोशिकाएँ और नष्ट होंगी और स्थिति और बिगड़ेगी। इसके अतिरिक्त रक्तस्राव रोकने के लिए आवश्यक प्लेटलेट्स (बिम्बाणु) भी अस्थि-मज्जा में बनते हैं, जिनकी कमी के कारण स्राव होकर शरीर पर रक्त के चकत्ते बन रहे थे। उपचार से गम्भीर रक्तस्राव की आशंका थी। लेकिन घातक कैंसर से बचने के लिए इस खतरनाक सघन औषधि चिकित्सा के अलावा और कुछ नहीं था। लाल रक्त कणों और प्लेटलेट्स की कमी के लिए ब्लड ट्रान्सफ्यूजन एंटीबायोटिक्स और अन्य सह चिकित्सा के साथ सघन औषधि चिकित्सा अगर मरीज सहनकर पाई तो कैंसर पर काबू पाने की अच्छी सम्भावना थी।

घातक लिम्फोब्लास्टिक ल्यूकीमिया के उपचार के लिए अनेक औषधियों की कम्बीनेशन थैरैपी प्रयोग की गई। एक कम्बीनेशन थैरैपी (चुनिन्दा औषधियों के

सामूहिक प्रयोग से उपचार) सार्थक साबित हुई। अस्थि-मज्जा से कैंसर कोशिकाएँ खत्म हो गईं। मज्जा फिर अपना काम करने लगी, रक्त बनने लगा। शरीर में अन्यत्र जहाँ इस कैंसर की गाँठें उभर आई थीं, सब विलुप्त हो गईं। लेकिन दुर्भाग्य से कुछ समय बाद कैंसर वापस आ गया, इस बार मस्तिष्क में, भयानक रूप में। कैंसर रोधक दवाइयाँ मस्तिष्क तक नहीं पहुँचतीं, कारण रक्त और मस्तिष्क कोशिकाओं के बीच एक बैरियर (आवरण) होता है। अतः डॉक्टरों ने यह दवाइयाँ सीधे मस्तिष्क के चारों ओर स्थित तरल, सी.एस.एफ., में डालीं। लाभ हुआ अतः यह भी उपचार का अंग बन गया। कुछ में मस्तिष्क की रेडिएशन (विकिरण) थेरैपी की गई। यह भी प्रभावी रहा। औषधि उपचार दुबारा-तिबारा भी करना पड़ा। यह सघन चिकित्सा महीनों-वर्षों तक चली, तब कहीं कैंसर से मुक्ति मिली। मरीज मर-मरकर जिया। डॉक्टरों को काफी लानत-मलामत झेलनी पड़ी; अपने साथियों और लोगों के कोप का भाजन भी बने। कार्ला के सात महीने के उपचार में उसे 66 बार अस्पताल आना पड़ा, एक के बाद एक औषधियों और रेडिएशन से उपचार चला। दर्जनों ब्लड टेस्ट और बोनमेरो बायोप्सी हुई, स्पाइनल टेप हुए (मस्तिष्क से सी.एस.एफ. तरल निकालना), एक्स-रे हुए और न जाने क्या-क्या! हर उपचार के बाद हालत गिरती फिर सँभलती। कुल मिलाकर 'आग का दरिया और तैरकर जाना' वाली स्थिति। अन्त में घातक कैंसर से मुक्ति मिली। जरा सोचिए, छोटे बच्चों में, जिनमें यह रक्त कैंसर आम है, उनके उपचार में क्या होता होगा। आज बच्चों में होनेवाले अक्यूट लिम्फेटिक ल्यूकीमिया में सघन सामूहिक औषधि चिकित्सा (एग्रेसिव कम्बीनेशन कीमोथैरैपी) से सर्वदा के लिए ठीक होने का प्रतिशत बहुत अच्छा है—इसे क्यूरेबल कैंसर माना जाता है।

होने लगी है जिस्म में जुम्बिश तो देखिए,
इस परकटे परिन्दे की कोशिश तो देखिए।

—दुष्यन्त कुमार

माइलोइड ल्यूकीमिया : माइलोब्लास्ट से माइलोइड शृंखला के श्वेत रक्त कण उत्पन्न होते हैं। उत्पन्न होने के बाद ये श्वेत कण बाल्य अवस्था, किशोर अवस्था से गुजरकर परिपक्व होते हैं। माइलोब्लास्ट से प्रोमाइलोसाइट और माइलोसाइट होते हुए परिपक्व श्वेत कोशिकाएँ बनती हैं। परिपक्व होने पर ही ये कोशिकाएँ रक्षा संस्थान में अपना निर्धारित कार्य सुचारु रूप से कर पाती हैं। अक्यूट माइलोइड ल्यूकीमिया (तीव्र गति का माइलोइड रक्त कैंसर) का एक रूप होता है अक्यूट प्रोमाइलोसाइट ल्यूकीमिया। अपरिपक्व प्रोमाइलोसाइट का यह कैंसर 1950 में चिह्नित हुआ। ये कैंसर कोशिकाएँ टॉक्सिक एंजाइम्स और ग्रेन्यूल्स से भरी होती हैं। परिपक्व कोशिकाओं में ग्रेन्यूल्स के ये तत्त्व रोगाणुओं, विषाणुओं और

परजीवियों को नष्ट कर शरीर की रक्षा करते हैं। अपरिपक्व कैंसर कोशिकाओं से बेवजह फूटकर ये टॉक्सिक तत्त्व घातक रक्तस्राव या टोक्सीमिया करते हैं, जो प्राणघातक हो सकता है। इस कैंसर की विशेषता यह होती है कि कैंसर कोशिकाएँ प्रोमाइलोसाइट की अपरिपक्व अवस्था में ठहर जाती हैं, पूर्ण परिपक्व श्वेत कोशिकाएँ नहीं बन पातीं। अतः कैंसर चिकित्सकों का विचार था कि अगर ऐसी दवा मिल जाए जो इन अपरिपक्व कोशिकाओं को परिपक्व कर दे, तो कैंसर से निजात मिल सकती है। यह एक रोचक पहलू था। चिकित्सक उत्साहित थे। लेकिन यह प्रयोग ऐसे कैंसर रोगियों पर तो किया नहीं जा सकता था। बाहर टेस्ट ट्यूब में सैकड़ों ऐसी दवाओं का प्रयोग कर देखा गया जिनके ऐसा होने की सम्भावना थी। एक रसायन, रेटिनोइक एसिड, विटामिन ए का एक प्रारूप, मिला जो असर कारक था। रक्त कैंसर की चिकित्सा करनेवालों के लिए यह एक महत्त्वपूर्ण खोज थी। औषधि कम्पनी की प्रयोगशाला ने रेटिनोइक एसिड तैयार कर कैंसर रोगियों पर प्रयोग करने के लिए भेजा। परिणाम उत्साहवर्धक थे। प्रोमाइलोसाइट कोशिकाएँ परिपक्व होकर सामान्य कोशिकाएँ बन गईं। कैंसर चिकित्सा को नई दिशा मिल गई। लेकिन कैंसर विशेषज्ञ शीघ्र ही हतोत्साहित भी हो गए जब पाया कि कुछ में तो रेटिनोइक एसिड प्रभावी था, बाकी में नहीं। जिनमें प्रभावी था उनमें कोई ऐसी विशेषता के साक्ष्य नहीं थे जिनके आधार पर यह निश्चित किया जा सकता। कुल मिलाकर इसकी सार्थकता सन्दिग्ध साबित हुई।

स्थिति ने अनायास नया मोड़ लिया जब पेरिस के एक कैंसर विशेषज्ञ, जिनको अक्यूट प्रोमाइलोसाइट रक्त कैंसर के उपचार का व्यापक अनुभव था, उनके पास चीन के उनके समकक्ष विशेषज्ञ पहुँचे। चीन के विशेषज्ञों को रेटिनोइक एसिड बनाने का विशेष अनुभव था तो पेरिस के विशेषज्ञ को इसके कैंसर रोगियों में प्रयोग का। चीन के अनुसन्धानकर्ताओं को रेटिनोइक एसिड की अनिश्चित कारगरता के बारे में बताया गया। उन्हें यह भी बताया गया कि जिन रोगियों में प्रभावी होता है उनमें कोई विशिष्टता नहीं मिली। प्रभावी तो है लेकिन अनिश्चित। तो क्या रेटिनोइक एसिड में रासायनिक बदलाव कर इसे और सार्थक बनाया जा सकता है? चीनी विशेषज्ञों को ज्ञात था कि रेटिनोइक एसिड के दो प्रारूप होते हैं—सिस-रेटोनोइक एसिड और ट्रान्स-रेटेनोइक एसिड। हो सकता है कि इसमें एक प्रारूप सार्थक हो और दूसरा नहीं। पेरिस में उपलब्ध रेटिनोइक एसिड शायद इन दो प्रारूपों का अनिश्चित मिश्रण था। भाषा के अवरोध के कारण बड़ी मुश्किल से चर्चा के बाद दोनों में इस पर आगे अनुसन्धान करने के लिए एक अन्तरराष्ट्रीय करार हुआ। तदनुसार चीनी अनुसन्धानकर्ताओं ने अपनी प्रयोगशाला में रेटिनोइक एसिड के दोनों प्रारूपों को अलग-अलग शुद्ध रूप में बनवाकर पेरिस भेजा। उन्होंने स्वयं अपने

यहाँ भी अक्यूट माइलोसाइटिक रक्त कैंसर में ट्रांस-रेटिनोइक एसिड का प्रयोग किया और उसकी सार्थकता के बारे में लिखा। पेरिस में 1986 में इसे 24 रक्त कैंसर के रोगियों को दिया गया। 23 में अप्रत्याशित सफलता मिली।

पेरिस चिकित्सक ने बताया कैसे प्रोमाइलोसाइट कैंसर कोशिकाएँ सामान्य कोशिकाओं में परिवर्तित हो गईं। उन्होंने यह भी बताया कि परिपक्व होने के बाद ये श्वेत कोशिकाएँ अपना अल्प अवधि जीवनकाल समाप्त कर स्वत: ही नष्ट भी हो गईं। विशेष बात यह हुई कि कैंसर कोशिकाओं की अमरता खत्म हो गई। उनके सामूहिक नष्ट होने से एक बार अस्थि-मज्जा पर कुप्रभाव पड़ा जिस पर काबू पा लिया गया। प्रयोग सार्थक सिद्ध हुआ। कैंसर विलुप्त हो गया। लेकिन यह अल्पकालिक था। कुछ ही महीनों में कैंसर वापस लौट आया। संघाई और पेरिस के अनुसन्धानकर्ताओं ने आपस में बात कर तब निश्चित किया कि रेटिनोइक एसिड के साथ-साथ सामान्य कीमोथेरेपी भी चालू रखी जाए। इस सम्मिश्रण चिकित्सा के बड़े सार्थक परिणाम सामने आए। कभी अत्यन्त तीव्र गति के घातक प्रोमाइलोसाइट ल्यूकीमिया को आज सर्वथा ठीक होनेवाले कैंसरों में से एक गिना जाता है। बाद में मालूम हुआ कि प्रोमाइलोसाइट ल्यूकीमिया गुणसूत्र 15 और गुणसूत्र 17 के अंश में अदला-बदली से जीन विकृति से होती है। विकृत जीन द्वारा बनाई कैंसर प्रोटीन को रेटिनोइक एसिड बाधित करती है।

कोरियो कार्सिनोमा :

सिर्फ़ हंगामा खड़ा करना मेरा मकसद नहीं,
मेरी कोशिश है कि ये सूरत बदलनी चाहिए।

—दुष्यन्त कुमार

गर्भ या भ्रूण का बाहरी आवरण कोरियोन कहलाता है। यह आवरण ट्रोफोब्लास्ट कोशिकाओं का बना होता है। इसी के एक भाग से प्लेसेंटा (अपरा या आँवल) बनता है। ट्रोफोब्लास्ट कोशिकाएँ ही गर्भाशय की आन्तरिक परत—एंडोमेट्रियम—को भेदकर गर्भ को वहाँ स्थापित करती हैं और गर्भाशय की रक्त नलियों को खोलकर माँ के रक्त से सम्पर्क स्थापित करती हैं। ट्रोफोब्लास्ट कोशिकाओं में कैंसर कारक विकृति होने पर, गर्भसमापन (प्रसव या गर्भपात) पर, इनमें से कुछ कोशिकाएँ चिपकी रहकर गर्भाशय में ही छूट जाती हैं। इन्हीं से पहले गर्भाशय में और फिर अन्यत्र घातक कोरियो कार्सिनोमा होता है। यह विकृत गर्भ के समापन या गर्भपात के बाद प्लेसेंटा की ट्रोफोब्लास्ट कोशिकाओं से होनेवाला घातक कैंसर है। यह बड़ी तीव्र गति से गर्भाशय के बाहर, फेफड़ों, मस्तिष्क, लिवर आदि में फैलता है और जहाँ पहुँचता है वहाँ भीषण रक्तस्राव कर महिला की मृत्यु का कारण बन सकता है। इसके सार्थक उपचार की खोज की कहानी जितनी रोचक है उतनी ही शिक्षाप्रद भी।

अगस्त 1956। अमेरिका के नेशनल कैंसर इंस्टीट्यूट के अस्पताल में कार्यरत डॉ. मिन चिऊ ली। अस्पताल में भर्ती कोरियो कार्सिनोमा की एक रोगी को हठात् भीषण रक्तस्राव चालू हो गया। डॉ. ली ने उसे बचाने की भरसक कोशिश की पर उसे बचा नहीं पाए। रक्तस्राव शुरू होने के तीन घंटे में उसकी मृत्यु हो गई। इस कैंसर के लिए तब कोई सार्थक दवा उपलब्ध नहीं थी। शल्य चिकित्सा और विकिरण चिकित्सा से अवश्य इलाज होता था। डॉ. ली तीव्र गति के रक्त कैंसर में 1948 से सार्थक प्रयोग में आ रहे एंटीफोलिक एसिड–मिथोट्रिक्सेट–के बारे में जानते थे। उनका विचार था कि जो औषधि तीव्र गति से बढ़ने–फैलनेवाले रक्त कैंसर में सार्थक कैंसर रोधक का कार्य करती है, वह तीव्र गति के कोरियो कार्सिनोमा में भी कारगर होनी चाहिए। उन्हें यह प्रयोग करने का अवसर भी शीघ्र ही मिल गया। इस महिला का कोरियो कार्सिनोमा गम्भीर रूप में दोनों फेफड़ों में फैल गया था, अंगूर के गुच्छे जैसा। एक ओर का कैंसर फट गया और उससे सीने में भीषण रक्तस्राव चालू हो गया। साँस उखड़ गई। वैसी ही आपात स्थिति। डॉ. ली और उनके साथियों ने सीने से रक्त निकालने को ट्यूब डाली। रक्त बाहर आया तो साँस ठहरी। रक्त दिया जा रहा था। पर जितना अन्दर जाता उससे अधिक ट्यूब से बाहर आ रहा था, वह भी शुद्ध रक्त। रुकने का नाम नहीं। रक्त बैंक से कितना रक्त मिलता। हारकर उन्होंने सीने की ट्यूब को रक्त की बोतल से जोड़ दिया। रोगी के खुद का रक्त स्वयं को। जितना बाहर आता उतना शरीर के अन्दर। स्वयं का रक्त सीधे तौर पर देने का सम्भवत: यह पहला केस था। स्राव रोकने की औषधियाँ चल ही रही थीं। आशा तो नहीं के बराबर थी पर रात भर में महिला की हालत सँभलकर स्थिर हो गई। कैंसर के उपचार की अब दवा दी जानी थी। डॉ. ली ने मिथोट्रिक्सेट प्रयोग किया। दवा की चार खुराक मिलने के बाद जब सीने का एक्स–रे लिया गया तो जैसे चमत्कार हो गया। कैंसर फेफड़ों से सर्वथा विलुप्त हो गया था। घातक कोरियो कार्सिनोमा की सार्थक दवा मिल गई। डॉ. ली मिथोट्रिक्सेट का प्रयोग इस कैंसर के सभी रोगियों में करने लगे। लेकिन डॉ. ली के लिए यह सुखद अन्त नहीं साबित हुआ। वे यह दवा रोगियों को उनके कैंसर के एक्स–रे आदि के परीक्षण पर सर्वथा लुप्त हो जाने के बाद भी चालू रखते थे। यह कैंसर एक विशिष्ट हारमोन–ह्यूमन कोरियोनिक गोनेडोट्रोफिन (एच.सी.जी.)–रक्त में स्रावित करता है। इस हारमोन की रक्त में मात्रा को कैंसर का प्रतीक माना जाता है। कैंसर विलुप्त दिखने पर इसकी मात्रा काफी कम हो जाती थी, लेकिन सर्वथा खत्म नहीं होती थी। डॉ. ली का मानना था कि हारमोन का होना इंगित करता है कि कैंसर की कुछ कोशिकाएँ शरीर में अभी शेष हैं, अत: दवा चालू रखते थे। अन्य डॉक्टर इसे अनावश्यक और व्यर्थ ही रोगी की जान साँसत में डालना मानते थे, कारण इस दवा के गम्भीर साइड इफेक्ट (दुष्प्रभाव) थे। डॉ. ली अपने

विश्वास के पक्के थे। वे कोई समझौता करने को तैयार नहीं थे। वे नहीं माने। शिकायत हुई। गवर्निंग बोर्ड की मीटिंग हुई और डॉ. ली को अस्पताल से निकाल दिया गया। वर्षों बाद यह उजागर हुआ कि जिन कैंसर रोगियों में मिथोट्रिक्सेट रक्त से एच.सी.जी. सर्वथा खत्म होने से पहले बन्दकर दी गई थी उनमें काफी में कैंसर वापस हो गया, केवल वही सर्वकालिक कैंसर मुक्त हुईं जिनमें दवा इस हारमोन की मात्रा शून्य होने तक चालू रखी गई। डॉ. ली सही साबित हुए, लेकिन अपने साथियों की प्रतिस्पर्धा और ईर्ष्या का फल भुगतने के बाद। उन्हें घातक कैंसर का सार्थक इलाज खोजने का श्रेय तो मिला लेकिन काफी जलालत झेलने के बाद।

आज यह दीवार परदों की तरह हिलने लगी,
शर्त लेकिन थी कि ये बुनियाद हिलनी चाहिए।

—दुष्यन्त कुमार

स्टेम सेल उपचार : रोग, रेडिएशन व कीमोथैरेपी से अस्थि–मज्जा नष्ट होने पर स्टेम सेल प्रत्यारोपण की आवश्यकता होती है। अस्थि–मज्जा में स्टेम सेल आदि कोशिकाएँ (पूर्वज कोशिकाएँ) होती हैं जो इस मायने में बहुशक्तिमान या बहुआयामी होती हैं कि उनसे विभिन्न प्रकार की कोशिकाओं की शृंखलाओं का जन्म होता है। अमूमन विभाजन से यह बहुआयामी शक्ति क्षीण हो जाती है लेकिन अस्थि–मज्जा की स्टेम सेल कोशिकाओं की यह विशेषता है कि वे अपना पुनर्जन्म कर चिरस्थायी बहुशक्तिमान बनी रहती हैं। इन्हीं स्टेम कोशिकाओं से लाल रक्त कण, विभिन्न प्रकार के श्वेत कण और प्लेटलेट्स बनते हैं। ऐसी स्टेम सेल कोशिकाएँ रक्त में भी होती हैं और उससे अधिक अम्बीलाइकल कोर्ड (नाभि नाल) के ब्लड में। आज कोर्ड ब्लड को इकट्ठा कर उसे फ्रोजन कर कोर्ड ब्लड, बैंक में संचित किया जाता है। इस प्रकार आवश्यकता होने पर व्यक्ति के अपने स्टेम सेल प्रतिरोपित करने के लिए सहज उपलब्ध होते हैं। बोनमेरो (अस्थि–मज्जा) ट्रांसप्लांट की जगह स्टेम सेल प्रत्यारोपण किया जाता है। यह अपेक्षाकृत काफी सरल विधि है। रक्त कैंसर में अस्थि–मज्जा कैंसर कोशिकाओं से भरी होने से नष्टप्राय हो जाती है। कैंसर नाशक दवाएँ तो इसे सर्वथा ही नष्ट कर देती हैं। रक्त कैंसर के चिरस्थायी इलाज के लिए यह आवश्यक भी है। स्टेम सेल प्रत्यारोपित कर अस्थि–मज्जा को पुनर्जीवित किया जाता है। यह जीवन–रक्षक होता है रक्त कैंसर के उपचार में। अगर उस व्यक्ति का कोर्ड ब्लड उपलब्ध न हो तो उस व्यक्ति के रक्त से भी स्टेम सेल अलग किए जा सकते हैं। रक्त कैंसर और ऐसे ही अस्थि–मज्जा जनित अन्य कैंसर और अन्य कैंसर जैसी व्याधियों (लिम्फोमा, माइलोडिस्प्लेसिया, माइलोमा) में यह एक सार्थक विधि उपलब्ध है। प्रत्यारोपण के लिए व्यक्ति की स्वयं की या उसके एच.एल.ए. मैच करनेवाले व्यक्ति से स्टेम कोशिकाएँ ली जा सकती हैं।

कैंसर चिकित्सा के बढ़ते चरण

आदिकाल से आज तक कैंसर उपचार के विस्तार और विकास की यात्रा का साक्षी है स्तन कैंसर। आम कैंसर होने के साथ-साथ यह शरीर के ऐसे अंग का कैंसर है जो प्रजनन की आदिम प्रवृत्ति से जुड़ा होने के कारण अहम भावनाओं से जुड़ा है; स्त्रीत्व, मातृत्व और ममता का प्रतीक है, आधार है। चिकित्सकों के लिए इसका उपचार सदा ही एक चुनौती रहा है, आज भी है। हर चरण पर उपचार की सफलता, सीमा और विफलता से उत्साह, आशा और निराशा ने नए उपचार के लिए प्रेरित किया है।

आदिकाल में न इसकी पहचान थी, न नाम। हिपोक्रेटिस (500 बी.सी.) ने इसे कारकिनोस का नाम दिया जो बाद में चलकर कैंसर हुआ। इसके काले पित्त से होने की परिकल्पना, लगभग 1000 साल चली और आन्तरिक विष (पित्त) नाशक उपचार, वमन, दस्तावर दवाइयाँ, रक्तस्राव, लीच, कुल्हड़, सींगनी आदि चले। विष शमन के लिए अनेक तरह के शोरबे और काढ़े प्रचलन में थे। तब सर्जन इसके होने के कारण के बारे में तो कुछ नहीं जानते थे, लेकिन फिर भी शल्यक्रिया द्वारा इसे निकालते थे। 1778 में जॉन हंटर ने स्तन कैंसर के दो चरण पहचाने। पहला चरण, जिसमें कैंसर स्तन में एक गाँठ मात्र थी, हिलाई-डुलाई जा सकती थी और शल्यक्रिया द्वारा सरलता से बाहर निकाली जा सकती थी। दूसरे चरण में गाँठ केंकड़े के पाँवों की तरह आसपास के ऊतकों में फैलकर चिपकी रहती थी, जिसे शल्यक्रिया से निकालना बड़ा कठिन होता था। शल्यक्रिया से भयंकर रक्तस्राव होता था, अतः प्रचलित था कि दूसरे चरण के कैंसर को हाथ ही नहीं लगाओ। रक्तस्राव और घातक संक्रमण के कारण शल्य चिकित्सा की विफलता आम थी।

उन्नीसवीं सदी, 1890, में, सर्जन हेलस्टेड ने स्तन कैंसर हटाने के लिए नियमित शल्यक्रिया प्रारम्भ की। दूसरे चरण के कैंसर के लिए इसे व्यापक बनाया और आसपास की मांसपेशियों के साथ स्तन से लिम्फ पहुँचनेवाली सभी लिम्फग्रन्थियों को भी निकालना शुरू किया। बीसवीं सदी के शुरू में एक्स-रे से विकिरण से उपचार चला। व्यापक सर्जरी की जगह केवल गाँठ निकालना और फिर वहाँ विकिरण से सेंक। 1950 तक आते-आते शल्यक्रिया और विकिरण से संयुक्त उपचार की विधि स्तन कैंसर के लिए आम हो गई।

1970 में सामूहिक औषधि चिकित्सा की विधियाँ उपलब्ध हुईं और तब स्तन की शल्यक्रिया के बाद औषधि उपचार आम हुआ। गाँठ में इस्ट्रोजन रिसेप्टर पहचाने गए और इस्ट्रोजन पॉजिटिव स्तन कैंसर में टेमोक्सिफेन नामक एंटीइस्ट्रोजन के प्रयोग से कैंसर की पुनरावृत्ति (रिलेप्स) सफलता से रोकी गई। 1986 में स्तन

कैंसर में कैंसर कारक ओंको जीन, एच.ई.आर.–2, पहचानकर उनमें हर्सेप्टीन नामक लक्ष्यपरक औषधि के प्रयोग से पुनरावृत्ति रोकने में और बड़ी सफलता मिली। और आज इस्ट्रोजन आश्रित और एच.ई.आर.–2 पॉजिटिव स्तन कैंसर में सफल चिकित्सा सम्भव है। इसके भी आगे के चरण में, 1990 के दशक से महिलाओं में बी.आर.सी.ए.–1 और 2 जन्मजात जीन विकृतियों को चिह्नित कर, उनमें स्तन कैंसर होने की गम्भीर सम्भावना के मद्देनजर, स्तन कैंसर होने से पहले ही उनका उपचार किया जाता है, विशेषकर उन परिवारों में जिनमें स्तन कैंसर हुआ है। भविष्य में आशा है हर महिला का पूर्ण जीन विश्लेषण कर, विकृति होने पर, सम्भावित कैंसर से बचाव और उपचार के लिए लक्ष्यपरक औषधि उपलब्ध होगी। इसके लिए कैंसर जीनोम एटलस तैयार किया जा रहा है। हर प्रकार के कैंसर की कोशिका में जीन विकृतियों को चिह्नित कर उनका नक्शा बनेगा। हर कैंसर कोशिका में 30000 जीन और हर जीन की यौगिक संरचना में शृंखलाबद्ध क्रमशः यौगिकों का चित्रात्मक विश्लेषण–बहुत ही श्रम और साधन-साध्य खर्चीला अनुसन्धान है।

लेकिन स्तन कैंसर के उपचार में जो सफलता मिली है वैसी सफलता अन्य अनेक कैंसरों में मिलना बाकी है। फिर भी आज जो लाइलाज घातक कैंसर हैं उनमें भी यह आशा की जा सकती है कि व्यक्ति के जीवनकाल में ही उपचार उपलब्ध हो जाए।

आखिरी अरदास : बहुत देर कर दी महरबाँ आते-आते

होने लगी है जिस्म में जुम्बिश तो देखिए,
इस परकटे परिन्दे की कोशिश तो देखिए।

–दुष्यन्त कुमार

यह कथा तब की है जब हर्सेप्टीन की ट्रायल चल रही थी–प्रायोगिक स्तर पर स्तन कैंसर में उसका प्रभाव परखा जा रहा था। प्रारम्भिक प्रयोग में यह केवल उन महिलाओं में दी जा रही थी जिनको कैंसर शल्य चिकित्सा और कीमोथैरेपी के बाद वापस आ गया था, स्तन कैंसर की पुनरावृत्ति हो गई थी, उपलब्ध औषधियाँ असर नहीं कर रही थीं, कैंसर लाइलाज था। हर्सेप्टीन, स्तन कैंसर में एच.ई.आर.–2 रिसेप्टर्स को अवरुद्ध करने के लिए विकसित की गई थी। इसी टार्गेट (लक्ष्य) को अवरुद्ध कर हर्सेप्टीन कैंसर रोधक का काम करती है, अतः हर्सेप्टीन देने से पहले कैंसर को एच.ई.आर.–2 रिसेप्टर्स के लिए जाँचा जाना अनिवार्य था। चुने हुए चिकित्सा केन्द्रों में सख्त प्रोटोकोल की अनुपालना में ये प्रयोग चल रहे थे। डबल

ब्लाइंड ट्रायल; आधे रोगियों को हर्सेप्टीन और आधे को अन्य चिह्नित दवा; न रोगी को मालूम कि किसे वास्तविक दवा मिली है, और न ही उपचार करनेवाले डॉक्टर को पता कि किसे क्या मिली है! चिकित्सक को निष्पक्ष होकर प्रभाव के मानकों को रिकॉर्ड करना था।

1987 में 33 वर्ष की एक महिला रोग विशेषज्ञ को स्तन कैंसर हुआ। शल्य चिकित्सा कर स्तन निकाल दिया गया। उसके बाद सघन कीमोथेरैपी के नौ कोर्स चले। वह स्वस्थ हो गई। अपना काम फिर शुरू कर दिया। पाँच साल तक सब ठीक चला। फिर टाँकों के स्थान पर गाँठें उभर आईं जो बढ़ती गईं। कैंसर की पुनरावृत्ति हो गई थी। लाइलाज तीव्र गति से बढ़नेवाला कैंसर।

ऐसे ही पुनरावृत्त स्तन कैंसर में हर्सेप्टीन के सफल प्रयोग की चर्चाएँ तब जोरों पर थीं। स्तन कैंसर की महिलाओं के समूह, पत्र-पत्रिकाओं में और इंटरनेट पर, इस विलक्षण दवा के सफल प्रयोग की जानकारी ले-दे रहे थे। चिकित्सक महिला भी यह दवा लेना चाहती थी। इसके अलावा तो और कोई उपचार था ही नहीं। उसने अपने डॉक्टर से सलाह की। डॉक्टर ने लाचारी जताई, कारण यह दवा अभी उपचार के लिए न अप्रूव्ड थी, न उपलब्ध। महिला ट्रायल में शरीक हो सकती थी जहाँ यह औषधि प्रायोगिक तौर पर उपलब्ध थी। लेकिन उसके लिए आवश्यक था कि पहले एच.ई.आर.-2 की जाँच हो। मुश्किल से वह जाँच भी महिला ने करवाई जो स्ट्रोंगली पॉजिटिव थी; हर्सेप्टीन से उपचार के लिए सर्वथा उपयुक्त। महिला चिकित्सक वह दवा चाहती थी। लेकिन दवा उसे नहीं दी जा सकती थी। वह ट्रायल में भाग ले सकती थी लेकिन तब यह आवश्यक नहीं था कि वह इस औषधिवाले ग्रुप में ही आएगी, दूसरे ग्रुप में नहीं। तब तक हुए प्रयोग से यह सामने आ गया था कि पुनरावृत्त हुए स्तन कैंसर में इस प्रायोगिक दवा से कैंसर विलुप्त हो गया था, यहाँ तक कि जिनमें यह कैंसर फेफड़े आदि में दूर तक फैल गया था उनमें भी, अर्थात् असाध्य स्थिति के रोगियों में भी। ऐसा सभी में समान रूप में नहीं था लेकिन कम-बेशी लाभ सभी को हुआ था।

महिला चाहती थी कि यह औषधि उसे मिले। जितना लाभ, राहत या जीवन इससे मिले, उसे पाना उसका अधिकार है। महिला का कैंसर भी अब तक फेफड़ों में फैल चुका था। उसके पास समय नहीं था। अनुसन्धानकर्ता और औषधि निर्माण करनेवाली कम्पनी का कहना था कि कानूनन यह सम्भव नहीं है, वे नहीं दे सकते। ट्रायल में भी तो आधी महिलाओं को यह नहीं दी जा रही। महिला ने उन निजी संगठनों से सम्पर्क किया जो स्तन कैंसर के रोगियों के लिए काम करते थे। महिला संगठनों ने मुद्दे को जोर-शोर से उठाया। उनका कहना था ऐसी स्थिति में अनुकम्पा (कम्पैशन) के आधार पर दवा उसे मिलनी चाहिए। उसे यह दवा न देना उसके जीने

के अधिकार का हनन है। महिला की सहानुभूति में मीडिया में भी खूब आया। लेकिन कुछ निर्णय होने से पहले ही महिला की मृत्यु हो गई।

मुद्दा ज्वलन्त था। तीव्र प्रतिक्रिया हुई। औषधि निर्माण कम्पनी की खूब लानत-मलामत हुई; उसे महिला की हत्यारिन की संज्ञा तक दी गई। महिला संगठनों ने कम्पनी और अनुसन्धान केन्द्रों पर मृत महिला के चित्र के साथ जनाजा निकाला। कारों को खड़ा कर उनका रास्ता रोक दिया। अपने को कार के साथ हथकड़ियों से बाँध लिया। इस तीव्र प्रतिक्रिया के फलस्वरूप संगठनों के सामाजिक कार्यकर्ताओं के साथ औषधि नियंत्रक, विधि विशेषज्ञ, दवा निर्माता कम्पनी, कैंसर विशेषज्ञ आदि की बैठक हुई। तब निर्णय हुआ कि ऐसी स्थिति में ट्रायल के बाहर अनुकम्पा के आधार पर इस दवा के मिलने की व्यवस्था की जाए। अनुकम्पा के सही पात्र का चुनाव निष्पक्ष संगठन करे। ऐसे में दवा के प्रभाव का आकलन अलग से हो। औषधि नियंत्रक ने त्वरित प्रणाली अपनाकर अप्रूवल दिया। अनेक घातक स्थिति के स्तन कैंसर की महिलाओं को जीवनदान मिला लेकिन जिसकी जिजीविषा के कारण यह सम्भव हुआ उसके लिए बहुत देर हो चुकी थी।

कोई निजात की सूरत नहीं रही, न सही,
मगर निजात की कोशिश तो इक मिसाल हुई।

—दुष्यन्त कुमार

घातक कैंसर में चमत्कार और निराशा का चक्र

एक मनोचिकित्सक, सर्वथा स्वस्थ जर्मन महिला, को हठात् भयंकर उबकाई, मितली और वमन का दौरा पड़ा। उलटी होने के बाद भी पेट पूरा भरा लगता और बार-बार मितली होती। अस्पताल पहुँची। सब तरह की जाँच हुई। कैटस्कैन पर आमाशय में एक बड़ी गाँठ दिखी। जनवरी 2000 में इस गाँठ की बायोप्सी हुई। परीक्षण पर यह गेस्ट्रोइंटस्टाइनल स्ट्रोमा सेल ट्यूमर (जी.आई.एस.टी.) नामक विरला कैंसर निकला। और परीक्षण हुए। यह महिला के शरीर में लिम्फग्रन्थियाँ, लिवर, फेफड़े आदि में दूर-दूर तक फैल चुका था। किसी प्रकार की शल्य चिकित्सा तो सम्भव थी ही नहीं, और तब इस कैंसर का कोई प्रभावी औषधि उपचार भी ज्ञात नहीं था। फिर भी उनके चिकित्सक ने उपलब्ध कैंसर रोधक औषधियों में से चुनकर दवाइयाँ दीं, इस आशा में कि शायद कुछ राहत मिले। लेकिन उन्हें साफ बता दिया गया था। यह मृत्यु का फरमान था। वे घर चली गईं।

घर पर बैठे-बैठे उन्होंने इंटरनेट पर अपने कैंसर जैसे अन्य रोगियों से सम्पर्क किया। इंटरनेट पर विभिन्न रोगों और कैंसर के सम्पर्क-गुट बने हुए हैं। वे आपस

में सम्पर्क कर एक-दूसरे की चिन्ताएँ साझा करते हैं और रोग सम्बन्धी नई जानकारी एक-दूसरे को देते हैं। कौन चिकित्सक किस चिकित्सालय में उस कैंसर पर अनुसन्धान कर रहा है, क्या इलाज चल रहा है, उसके क्या परिणाम रहे आदि जानकारियाँ लेते-देते रहते हैं। इस प्रकार समूह के प्रत्येक व्यक्ति को अपने कैंसर के बारे में सम्पूर्ण और नवीनतम जानकारी रहती है। वे जनवरी 2000 में मृत्यु का फरमान लेकर घर आई थीं। अप्रैल में उन्हें इस लाइलाज कैंसर में एक नई औषधि के प्रयोग की जानकारी मिली। यह अभी प्रायोगिक स्तर पर ही थी पर समूह के सभी लोग अति उत्साहित थे, सबके लिए आशा की नई किरण थी। दवा का नाम था ग्लीवेक (इमाटिनिब)। यह नई दवा नहीं थी। यह क्रोनिक माइलोजीनस रक्त कैंसर में लक्ष्यपरक औषधि के रूप में प्रभावी पाई गई थी। यह इस कैंसर कारक बी.सी.आर.-ए.बी.एल. यौगिक को निष्क्रिय करती थी। अनुसन्धानकर्ताओं को मिला कि यह औषधि कैंसर कोशिका के सी-किट नामक कैंसर कारक टायरोसिन काइनेज को भी निष्क्रिय करती है। सी-किट, जी.आई.एस.टी.-कैंसर का कारक था। अतः ग्लीवेक का इस कैंसर में प्रयोग तर्कसंगत था। प्रयोग शुरू हुआ। जर्मन महिला जीवटवाली थी। वह हर तरह के यत्न कर वहाँ पहुच गई जहाँ यह दवा प्रायोगिक तौर पर दी जा रही थी। वह चाहती थी कि दवा का प्रयोग उस पर भी कर देखा जाए। जिम्मेवारी सब उसकी। उन्हें ग्लीवेक दी गई। अब तक लाइलाज समझे जानेवाले इस कैंसर में परिणाम चमत्कारी सिद्ध हुए। महिला की कैंसर की गाँठें घुलकर विलुप्त हो गईं, मितली बन्द हो गई, अगस्त 2001 में वे ठीक होकर घर चली गईं। चार साल तक ठीक रही। 2004 के मध्य में कैंसर कोशिकाओं पर ग्लीवेक का प्रभाव खत्म हो गया, उनमें प्रतिरोधात्मक शक्ति आ गई। कैंसर की पुनरावृत्ति हुई। पूरे शरीर में गाँठें फिर उभर आईं। उन्होंने फिर इंटरनेट पर खोज की। मालूम हुआ कि ग्लीवेक के समकक्ष एक नई दवा आई है और उसका प्रयोग बोस्टन में चल रहा है। यह उनके शहर से बहुत दूर था लेकिन वे टेलीफोन से बात कर वहाँ प्रायोगिक उपचार के लिए पहुँच गईं। नई औषधि ने एक बार फिर चमत्कार किया। गाँठें घुल गईं। लेकिन यह चमत्कार मात्र कुछ महीने ही चला। फरवरी 2005 में कैंसर की भयानक रूप में पुनरावृत्ति हुई। 1999 से 2005, छह साल, मौत के मुँह से छीना समय। कैंसर की औषधि चिकित्सा में प्रगति ऐसे ही चरणों में हुई है–हर चरण के उपचार से जीवन के कुछ साल रोगी को मिले हैं।

परिन्दे अब भी पर तोले हुए हैं,
हवा में सनसनी घोले हुए हैं।

–दुष्यन्त कुमार

सन् 2012 में स्तन कैंसर आँचल में आग

यह एक वास्तविक केस के प्रिस्क्रिप्शन का यथावत् वर्णन है यह दर्शाने के लिए कि आधुनिक चिकित्सा क्या है? चिकित्सक की मानसिकता और रोगी के अन्तर्द्वन्द्व का आधार क्या होता है? परिवार की दुविधाजनक स्थिति क्या होती है, क्यों होती है। कैंसर रोगी चिकित्सक से सहानुभूति, संवेदनशीलता और सदाशयता की अपेक्षा करता है। कितनी मिलती है? रूखा, तटस्थ व्यवहार तोड़ता है।

23.3.2011। सैंतालीस वर्ष की विवाहित महिला। दो बच्चों की माँ। आखिरी प्रसव 20 साल पहले। सुखी, सम्पन्न, संयुक्त व्यापारिक परिवार। स्वयं स्वस्थ। छरहरा बदन, औसत कद-काठी। बदन में कुछ जगह चमड़ी के नीचे गाँठें-सी थीं। वर्षों पहले डॉक्टर को दिखाया था। बताया वसा की साधारण गाँठें—लाइपोमा—है। कुछ करने की आवश्यकता नहीं है। नहाते समय एक स्तन में छोटी-सी गाँठ महसूस हुई। गाँठ की जगह कुछ उभार भी था। सोचा बदन में अन्य जगह जैसी गाँठें हैं वैसी ही यह होगी। ध्यान नहीं दिया। पति को भी कुछ नहीं बताया। लेकिन यह गाँठ अन्य गाँठों से काफी कड़ी और सख्त थी। जब गाँठ बड़ी हुई और खिंचाव लगा तब पति को लेकर अपने घरेलू चिकित्सक के पास गई। चिकित्सक ने तुरन्त दोनों स्तनों की मेमोग्राफी और उस गाँठ की फाइन निडल एस्पिरेशन साइटोलॉजी (एफ.एन.ए. सी.) करवाई। दूसरे दिन, 24.3.2011, को रिपोर्ट मिली—'इनवेजिव डक्टल कार्सिनोमा'। स्तन की दुग्धवाहक नली का कैंसर जो उसकी दीवार तक फैल चुका था। स्तन कैंसर या तो दुग्ध ग्रन्थि की कोशिकाओं से उत्पन्न होता है या उसकी दुग्धवाहक नलियों से। 29.3.2011 को कैंसर अस्पताल के सर्जन को दिखाया जहाँ के पैथोलोजिस्ट ने स्लाइड्स का परीक्षण कर कैंसर की डायग्नोसिस कन्फर्म की।

30.3.2011 को ऑपरेशन हुआ। पहले स्तन की केवल गाँठ को निकाला गया। पैथोलोजी डिपार्टमेंट को सूचित कर दिया गया था कि गाँठ निकालकर उनके पास फ्रोजन सेक्शन के लिए आएगी। वे त्वरित विधि से उसके फ्रोजन सेक्शन बनाएँ और परीक्षण कर रिपोर्ट करें। उनकी रिपोर्ट आने तक आगे का ऑपरेशन स्थगित रखा जाएगा। रिपोर्ट के अनुरूप ही ऑपरेशन किया जाएगा। अगर गाँठ में कैंसर नहीं हुआ तो ऑपरेशन बन्द कर दिया जाएगा। और कैंसर कन्फर्म होने पर उसके अनुरूप, स्तन व अन्य भाग निकालने की, शल्यक्रिया होगी। फ्रोजन सेक्शन की रिपोर्ट में कैंसर कन्फर्म होते ही उसके अनुरूप मोडिफाइड रेडिकल मेंस्टेक्टोमी (पूरा स्तन उसकी लिम्फग्रन्थियों के साथ निकालने की शल्यक्रिया) की गई और उसे विस्तृत हिस्टोपैथोलोजिकल परीक्षण के लिए भेज दिया गया।

2.4.2011 को अस्पताल से छुट्टी कर महिला को घर भेज दिया गया।

5.4.2011 को पहले निकालकर भेजी गई गाँठ और बाद में भेजे गए स्तन और लिम्फग्रन्थियों के विस्तृत विधिपूर्वक किए गए परीक्षण की रिपोर्ट आई। गाँठ से, उसके पास से, स्तन के अन्य विभिन्न भागों से और लिम्फग्रन्थियों के अलग-अलग समूह (ग्रुप) से नमूने लिये गए। इस परीक्षण से कैंसर के प्रकार, उसकी कोटि और उसके फैलाव की अवस्था का परीक्षण किया जाता है। रिपोर्ट के अनुसार यह 2.5 सेमी का इनफिल्ट्रेटिंग डक्ट कार्सिनोमा वैल डिफरेन्सियेटेड था जो 14 में से 1 लिम्फग्रन्थि में फैला हुआ ग्रेड-1 का कैंसर था। अभी शरीर में अन्यत्र कहीं नहीं फैला था। ट्यूमर ग्रेड-2 (टी-2), नोड ग्रेड-1 (एन-1) और मेटास्टेसिस ग्रेड-0 (एम-0) था। आगे की चिकित्सा और उससे अपेक्षित सम्भावित लाभ के अनुमान के लिए स्तन कैंसर का ऐसा आकलन (स्टेजिंग करना) आवश्यक है। इन्हीं के आधार पर कैंसर विशेषज्ञ उपचार के लिए अपना मत निर्धारण करते हैं। स्तन कैंसर में चिकित्सा के लिए साथ ही यह आँकना भी आवश्यक होता है कि स्तन कैंसर हारमोन सेन्सिटिव (आश्रित) है या नहीं और अगर है तो कितना। अतः कैंसर के नमूनों को प्रेरक हारमोन इस्ट्रोजन, पोषक हारमोन प्रोजेस्टरोन और एच.ई.आर.-2 की सेन्सिविटी मार्कर विधि से मापने के लिए भेज दिया गया।

9.4.2011 को मिली रिपोर्ट के अनुसार स्तन कैंसर इस्ट्रोजन और प्रोजेस्टरोन दोनों हारमोन आश्रित था और एच.ई.आर.-2 पॉजिटिव था।

13.4.2011 को मुम्बई की लेबोरेटरी में परीक्षण के लिए भेजे गए 20 बायोप्सी नमूनों की रिपोर्ट आ गई जो पहली रिपोर्ट के अनुरूप ही थी।

19.4.2011 को एच.ई.आर.-2 की भी दूसरी लैब से रिपोर्ट आ गई।

20.4.2011 कैंसर उपचार के औषधि विशेषज्ञ ने देखा। कैंसर के प्रकार, स्टेज, हारमोन सेन्सिटिविटी और एच.ई.आर. पोजिटिविटी को देखते हुए कीमोथैरैपी, हर्सेप्टीन और हारमोन थैरैपी देना तय हुआ।

चिकित्सक ने जो प्रिस्क्रिप्शन लिखकर दिया वह निम्न था–

कीमोथैरैपी

1. टी.ए.सी.–6 साइकल (टेक्सोटीअर + ड्रिम + साइक्लाफोस्फामाइड) देशी : 20,000 रु. प्रति साइकल–विदेशी: 40,000 रु. प्रति साइकल

2. टी फेमेरा (टेट्राजोल)

3. हर्सेप्टीन 21 दिन : 17 लाख रुपए/लेपाटिनिब 35 हजार रुपए प्रति माह 24 महीने (8 लाख 40 हजार)

चिकित्सक के अनुसार 10 लाख या 20 लाख, जो महिला के परिवारवाले चाहें, तो इन दवाओं की कीमत लगेगी। इसके अलावा हर बार जब दवा दी जाएगी तब विभिन्न परीक्षण, आवश्यक सहायक दवाएँ, अस्पताल और चिकित्सक का खर्चा अलग। परिवार 12 से 20 लाख रुपए का इन्तजाम करे ताकि आगे का उपचार चालू हो। शल्य चिकित्सा कर प्रत्यक्ष कैंसर को तो पूरा निकाल दिया गया था लेकिन परोक्ष कैंसर की समयोपरान्त वापस होने की सम्भावना 2/3 स्तन कैंसर रोगियों में होती है। एडजुवेंट कम्बीनेशन कीमोथेरैपी से शरीर में व्याप्त परोक्ष कैंसर कोशिकाओं को अधिकांशतः नष्ट किया जा सकता है। हारमोन थेरैपी से यह सम्भावना और बढ़ जाती है और हर्सेप्टीन थेरैपी (टार्गेट थेरैपी) से तो उनके नष्ट होने का प्रतिशत 90 तक पहुँच जाता है। उपचार करवाने का निर्णय रोगी महिला और उसके परिवार को करना था। बड़ी दुविधा की स्थिति थी। महिला का जीवन या इलाज, इसमें कोई निर्णय करे, क्या सलाह दे। 'अच्छे से अच्छा' होना चाहिए।

परिवारवाले सक्षम थे। इलाज चालू हुआ।

22.4.2011 को महिला को अस्पताल में भर्ती कर सब टेस्ट किए गए और फिर कीमोथेरैपी का पहला कोर्स दिया गया। साथ में आवश्यक सभी सहायक दवाइयाँ और उपचार। तीन दिन बाद अस्पताल से छुट्टी मिली।

हर तीन सप्ताह के अन्तराल पर कीमोथेरैपी दी गई। दूसरी-तीसरी थेरैपी के बाद उलटी, दस्त, कमजोरी, बाल गिरने आदि से काफी तकलीफ हुई, हालत गिरी पर उपचार और परिवार के अथक सहयोग से सब ठीक हुआ। कीमोथेरैपी के 6 कोर्स यथावत् पूरे हुए। बाक़ी इलाज चल रहा है।

स्तन कैंसर के उपचार में सन्तुलित शल्यक्रिया (चिकित्सा), एडजुवेंट कम्बीनेशन कीमोथेरैपी, हारमोन थेरैपी और लक्ष्य थेरैपी (टार्गेट थेरैपी) का सामूहिक सफल प्रयोग हो रहा है। यही उच्चस्तरीय मान्य चिकित्सा है।

5.3.2012 महिला स्वस्थ है। आशा है, स्वस्थ ही रहेगी।

सन् 2012 में प्रोस्टेट कैंसर : पुंसत्व का पड़ाव

यह एक वास्तविक केस का वर्णन है। सभी कुछ निराशाजनक नहीं है—अँधेरी सुरंग के आखिर में रोशनी है। फिर भी यह कथन कि 'हे ईश्वर, अगर मुझे कैंसर देना है तो प्रोस्टेट का कैंसर देना' जितना सुनने में अच्छा लगता है, भोगने में नहीं।

वर्ष 2010। 71 वर्ष के हृष्ट-पुष्ट वरिष्ठ सर्जन। भरा-पूरा, सुखी-समृद्ध परिवार। मस्त स्वभाव। घनिष्ठ मित्रों के साथ घूमने-फिरने का शौक। जीवन अपनी मर्जी अनुरूप जीने की ललक और लगन। कुछ दिनों से रात में पेशाब के लिए बार-बार उठना पड़ रहा था। नींद में खलल पड़ने लगी। सोचा, सोनोग्राफी करवा लेते हैं।

अपने अस्पताल के सोनोलोजिस्ट के पास पहुँचे। परीक्षण हुआ। प्रोस्टेट बढ़ा हुआ था। रुकावट से थैली में पेशाब जमा हो रहा था। सोनोलोजिस्ट ने रेक्टल प्रोब से विस्तृत परीक्षण किया। प्रोस्टेट में एक बढ़ा हुआ नोड्यूल (गाँठ) मिला। शक था गाँठ कैंसर की न हो। प्रोस्टेट कैंसर द्वारा स्रावित प्रोस्टेट स्पेसिफिक एंटीजन (पी.एस.ए.) के स्तर के लिए रक्त परीक्षण किया गया। स्तर काफी बढ़ा हुआ, 11.5 था। अर्थात् प्रोस्टेट की गाँठ कैंसर की ही थी। क्या उपचार करना है उसके लिए और विस्तृत परीक्षण आवश्यक थे। अगर कैंसर प्रोस्टेट के अन्दर ही है, प्रोस्टेट के बाहरी आवरण तक नहीं पहुँचा है, तो शल्य चिकित्सा, अन्यथा दूसरे उपचार। कैटस्कैन हुआ। कैंसर प्रोस्टेट के अन्दर ही था, प्रोस्टेट का कैप्सूल (आवरण) अक्षत था। यूरोलोजिस्ट ने निडल बायोप्सी कर कन्फर्म करने का सुझाव दिया। निडल बायोप्सी हुई। कैंसर कन्फर्म हुआ। उसका प्रकार निश्चित हुआ। शल्य चिकित्सा या रेडिएशन से उपचार। शल्य चिकित्सा को चुना गया। कारण रेडिएशन में प्रोस्टेट के पास स्थित मूत्राशय और गुदा के ऊपर रेडिएशन के प्रभाव से अक्सर बड़ी दुखदाई स्थिति की आशंका रहती है। लेकिन शल्य चिकित्सा के अपने खतरे हैं, जिसमे प्रमुख है पेशाब रोकने की क्षमता खत्म होने की आशंका और नपुंसकता। स्फिंक्टर (अवरोधनी) के क्षतिग्रस्त होने पर पेशाब रुकता नहीं, बूँद-बूँद रिसता रहता है। अत: यह तय हुआ कि शल्यक्रिया की अति विकसित विधि रोबोटिक सर्जरी से उपचार करवाया जाए। यह बड़ी सटीक विधि है जिसमें स्फिंक्टर को क्षतिग्रस्त होने से बचाया जाता है। रोबोटिक विधि से भारत में भी एक-दो जगह उपचार उपलब्ध है लेकिन सर्जन ने अपने मित्रों से सम्पर्क कर अमेरिका में ऑपरेशन करवाने का निश्चय किया। सब तय हो गया। जब वीसा लेने दिल्ली जा रहे थे तो यूरोलोजिस्ट ने सुझाव दिया कि दिल्ली जा रहे हो तो वहाँ उपलब्ध उच्च तकनीकी वेटेड एम.आर.आई. विधि से परीक्षण भी करवा लेना। कारण, अगर कैंसर कैप्सूल आवरण तक पहुँच गया है तो वे ऑपरेशन नहीं करेंगे। वैसे भी रोबोटिक विधि से सर्जरी की सटीक प्लानिंग के लिए यह पूर्व परीक्षण आवश्यक होता है। वेटेड एम.आर.आई. परीक्षण करवाया। बड़ी तकलीफ हुई—गुदा में डाले गए प्रोब से पाइल्स से रक्तस्राव चालू हो गया। साथ ही परीक्षण पर प्रोस्टेट का कैप्सूल भी रप्चर्ड (क्षतिग्रस्त) मिला।

वापस जयपुर लौट आए। विकिरण सेंक के उपचार की उच्च तकनीक अब यहाँ उपलब्ध थी। पूरे माप-जोख के बाद सेंक हुई। लेकिन जैसी आशंका थी दो सेंक के बाद आँत में रुकावट के लक्षण उत्पन्न हो गए। पेट में अफरा आ गया। मल रुक गया। उलटियाँ होने लगीं। नाक से पेट में नली डाली गई। परीक्षण हुए। मालूम पड़ा कि प्रोस्टेट के पास छोटी आँत का एक हिस्सा पहले की गई सर्जरी के कारण चिपका हुआ था। यह अपनी जगह से हिल नहीं पाया अत: रेडिएशन का इस पर

भरपूर असर हुआ। रेडिएशन आइलाइटिस से आँत का यह भाग सूजकर निष्क्रिय (पैरालाइज्ड) हो गया। किसी प्रकार की शल्यक्रिया खतरे से भरी थी। सौभाग्य से औषधि उपचार कारगर रहा।

ठीक होने के बाद इलाज चालू रहा।

प्रोस्टेट की कार्यशील कोशिकाएँ नर-हारमोन आश्रित होती हैं, अतः उनसे उत्पन्न होनेवाला कैंसर भी नर-हारमोन आश्रित होता है। नर-हारमोन (टेस्टोस्टेरोन, एंड्रोजन) टेस्टीज (वृषण) और एड्रीनल ग्रन्थि में बनता है। यह हारमोन पिट्यूटरी से स्त्रावित गोनेडोट्रोफीन रिलीजिंग हारमोन द्वारा प्रेरित होने पर ही वृषण से स्त्रावित होता है। प्रोस्टेट की टार्गेट हारमोन थैरेपी के लिए नर-हारमोन-रोधक औषधि नियमित सेवन करना होता है। अतः नर-हारमोन-रोधक दो तरह की औषधियाँ काम में ली जाती हैं। एक, जो नर-हारमोन आश्रित कोशिकाओं पर नर-हारमोन का असर नहीं होने देती, वह हारमोन और कोशिका के बीच अवरोधक का काम करती है, उसके असर को ब्लॉक करती है। दूसरी, जो वृषण में नर-हारमोन बनानेवाली कोशिकाओं को निष्क्रिय और नष्ट कर देती है, नर-हारमोन बनने ही नहीं देती। शरीर में नर-हारमोन खत्म करने के लिए ओर्कियेक्टोमी (शल्यक्रिया द्वारा वृषण हटाना) भी मान्य, सस्ता और सार्थक उपचार है। सर्जन की हारमोन थैरेपी चालू है। पी.एस.ए. कंट्रोल में है, शून्य के करीब पहुँच गया है। दो साल से ऊपर हो गए हैं। स्वस्थ है। अपना कार्य कर रहे हैं। आशा है, आगे भी स्वस्थ रहेंगे। प्रोस्टेट कैंसर बहुत शिथिल गति का कैंसर है, बुजुर्गों में होता है, आयु कम नहीं करता। अधिकांश में गम्भीर लक्षण कारक भी नहीं होता। सरल और सस्ता इलाज भी उपलब्ध है। अतः यह प्रचलित है कि "हे ईश्वर, अगर मुझे कैंसर देना है तो प्रोस्टेट का कैंसर देना।"

उन्हें एक अफसोस अवश्य है। एम.आर.आई. परीक्षण पर जो कैप्सूल में क्षति (रप्चर) मिली थी, और जिसके कारण सर्जरी नहीं करवाने का निर्णय लिया गया था, वह बाद में गलत निकला। कैप्सूल कैंसर के कारण से क्षतिग्रस्त नहीं हुआ था वरन् निडल बायोप्सी के कारण रप्चर हुआ था। क्या अमेरिका जाकर रोबोटिक विधि से रेडिकल प्रोस्टेटेक्टोमी करवा आते तो स्थिति और बेहतर होती?

एक कैंसर और कैंसर रोधक औषधि की सहयात्रा (आत्मकथा) : यात्रावृत्तान्त एक कैंसर का

क्रोनिक माइलोइड ल्यूकीमिया (सी.एम.एल.)—माइलोइड श्वेत रक्त कणों का शिथिल गति का रक्त कैंसर। इस कैंसर में रक्त में श्वेत कणों की इतनी बहुलता हो जाती है कि रक्त की लालिमा ही खत्म हो जाती है। इसीलिए कभी इसे रक्त में

मवाद पड़ना कहते थे। बाद में सूक्ष्मदर्शी यंत्र से देखने पर पहचान हुई कि वे श्वेत कैंसर कोशिकाएँ हैं। 1973 में जब इन कैंसर कोशिकाओं में गुणसूत्रों (क्रोमोजोम्स) का विश्लेषण किया गया तो हर कोशिका में एक नया गुणसूत्र मिला। इसको फिलिडेल्फिया क्रोमोजोम की सज्ञा दी गई। और सूक्ष्म विश्लेषण से पता चला कि यह फिलिडेल्फिया गुणसूत्र, गुणसूत्र-22 के 'सिर' वाले भाग, गुणसूत्र-9 के 'दुम' वाले भाग के अदल-बदल (ट्रांसलोकेशन) से जुड़ने से बना है। इस विकृत गुणसूत्र को कैंसर कारक माना गया। गुणसूत्रों पर स्थित जीन्स का जब विश्लेषण किया गया तो 1982 में डच वैज्ञानिकों ने गुणसूत्र-9 पर ए.बी.एल. जीन चिह्नित किया। उनके सहयोगी वैज्ञानिकों ने अमेरिका में 1984 में गुणसूत्र-22 पर बी.सी.आर. चिह्नित किया। 9 : 22 की अदला-बदली में पास के दो जीन के मिलने से फिलिडेल्फिया क्रोमोजोम में एक नया जीन बी.सी.आर.-ए.बी.एल. बन गया। 1987 में एक वैज्ञानिक ने प्रयोग कर बी.सी.आर.-ए.बी.एल. जीन को चूहे की श्वेत कोशिका में प्रवेश करवा दिया। चूहे को घातक रक्त कैंसर हो गया। यह सिद्ध हो गया कि बी.सी.आर.-ए.बी.एल. जीन कैंसर कारक ओंको जीन है। किसी कैंसर में यह पहला ओंको जीन चिह्नित हुआ था।

ओंको जीन चिह्नित होते ही अनुसन्धान शुरू हुआ कि यह ओंको जीन करता क्या है! इसके रासायनिक विश्लेषण से ज्ञात हुआ कि यह एक काइनेज (उत्प्रेरक एंजाइम) है। स्विट्जरलैंड के वैज्ञानिकों ने चिह्नित किया कि एक कोशिका के सब गुणसूत्रों पर कुल 500 काइनेज होते हैं जिनमें से मात्र कुछ में बी.सी.आर.-ए.बी.एल. काइनेज होता है। काइनेज उत्प्रेरक एंजाइम होते हैं जो कोशिका की अलग-अलग रासायनिक प्रक्रियाओं को शुरू करते हैं या बन्द। वे केमिकल स्विच का काम करते हैं। बी.सी.आर.-ए.बी.एल. कोशिका के तीव्र गति से विभाजन शुरू करने का केमिकल स्विच है।

काइनेज रोधक या नाशक रसायन की खोज आरम्भ हुई। कम लोगों को ज्ञात है कि रसायनों की भी लाइब्रेरी होती है। कम्प्यूटरीकृत लाइब्रेरी में ढूँढ़ने पर मिला कि 1976 में जापान के वैज्ञानिक जब समुद्र के कीटाणुओं में विष की खोज कर रहे थे तो उन्हें स्टोरोस्पोरिन नामक एक यौगिक मिला था जो काइनेज रोधक था। लेकिन यह बहुत सारे काइनेज को निष्क्रिय करता था। उससे तो साधारण कोशिकाएँ भी प्रभावित होंगी। वैज्ञानिकों को चाहिए था ऐसा रसायन जो केवल रक्त कैंसर के बी.सी.आर.-ए.बी.एल. काइनेज को ही निष्क्रिय करे। अतः उन्होंने स्टोरोस्पोरिन को मूल रसायन मान उसकी यौगिक संरचना में विभिन्न बदलाव किए। हर ऐसे बदले यौगिक को टेस्ट किया। एक रसायनशास्त्री यौगिक बनाता और एक जीव-विज्ञानी उसका असर काइनेजेज पर परखता।

1990 में आते-आते करीब कुछ दर्जन काइनेज रोधक रसायन तैयार हुए। उनके असर को परखा गया तो मिला कि उनमें से कुछ ऐसे हैं जो कोशिका के एक विशिष्ट काइनेज को ही निष्क्रिय करते हैं, अन्य को प्रभावित नहीं करते।

स्विट्ज़रलैंड की सीबा-गाइगी कम्पनी की प्रयोगशाला में विशिष्ट काइनेज रोधक रसायन तैयार करनेवाले निक लिडोन बोस्टन के डाना-फर्बर कैंसर संस्थान गए। वहाँ वे ब्रेन ड्रकर से मिले जिनकी रक्त कैंसर (सी.एम.एल.) की चिकित्सा में विशेष रुचि थी। लिडोन के पास नए रसायन और ड्रकर के पास रक्त कैंसर के रोगी जिन पर उनका प्रयोग किया जा सकता था। ड्रकर इन रसायनों का प्रभाव सी.एम.एल. रोगियों पर परखना चाहते थे। इन रोगियों के लिए तब उनके पास उपलब्ध बोनमेरो ट्रांसप्लांट और रोधक दवाओं से उपचार सन्तोषजनक नहीं था। उन्हें आशा थी काइनेज रोधक इस कैंसर के उपचार में सार्थक सिद्ध होंगे। लेकिन दुर्भाग्य से रसायन बनानेवाली सीबा-गाइगी और ड्रकर के डाना-फर्बर कैंसर संस्थान के विधि विशेषज्ञों के बीच अनुसन्धान की शर्तों पर सहमति और करार नहीं हो सका। ड्रकर बाद में यह संस्थान छोड़कर चले गए और उन्होंने अपनी निजी प्रयोगशाला आरम्भ की।

इस बार ड्रकर, सीबा-गाइगी से अनुसन्धान करार कराने में सफल हुए। 1993 में लिडोन द्वारा संश्लेषित काइनेज रोधक एक विशिष्ट औषधि ड्रकर को भेजी गई। ड्रकर ने औषधि संवर्धक पेट्री डिश में उगाई गई सी.एम.एल. कैंसर कोशिकाओं पर डाली। परिणाम आश्चर्य चकित करनेवाले थे–सारी की सारी कैंसर कोशिकाएँ मर गईं। उत्साहित ड्रकर ने सी.एम.एल. कैंसर कोशिकाओं को चूहे में इंजेक्ट किया। चूहे को कैंसर हुआ। ड्रकर ने चूहे में औषधि इंजेक्ट की। चूहे का कैंसर सर्वथा खत्म हो गया। ड्रकर ने तब तीसरा प्रयोग किया। उन्होंने कैंसर रोगियों की अस्थि-मज्जा से कैंसर कोशिकाएँ निकालीं, उन्हें संवर्धन के लिए डिश में डाला और फिर वह औषधि डाली। औषधि का नाम था सी.जी.पी. 57148। अस्थि-मज्जा की सारी कैंसर कोशिकाएँ मर गईं लेकिन सामान्य कोशिकाएँ जीवित रहीं। अर्थात् ड्रकर ने इस घातक कैंसर का इलाज कम से कम तश्तरी में तो कर ही लिया। उन्होंने इसकी रिपोर्ट नेचर पत्रिका में प्रकाशित की–बी.सी.आर.-ए.बी.एल. पॉजिटिव रक्त कैंसर के अचूक उपचार के रूप में।

इन तीन स्तरों के साक्ष्यों से अधिक और क्या चाहिए था कि यह औषधि इस कैंसर में प्राणरक्षक सिद्ध हो सकती है? ड्रकर का उत्साह चरम पर था। लेकिन ड्रकर की आशा के विपरीत सीबा-गाइगी कम्पनी ने कोई रुचि नहीं दिखाई। घातक रक्त कैंसर से प्राणरक्षा में नहीं, उनका सोच नितान्त व्यावसायिक था। इस रसायन को औषधि रूप में लाने के लिए कम्पनी को व्यापक अनुसन्धान पर 100 से 200 अरब

डॉलर खर्च करने होंगे। उनके अनुसार पहले तो यह सार्थक सिद्ध होगी, उसी में शंका थी फिर अगर यह सचमुच सी.एम.एल. रक्त कैंसर में सार्थक सिद्ध भी हुई तो इस रक्त कैंसर के रोगी इतने कम नम्बर में होते हैं कि अनुसन्धान में खर्च घाटे का सौदा साबित होगा।

सीबा-गाइगी की आर्थिक स्थिति डाँवाँडोल थी। उसका विलय सेंडोज कम्पनी में हो गया। दोनों को मिलाकर नई कम्पनी नोवर्टिस बनाई गई। लेकिन नोवर्टिस ने भी कोई रुचि इस औषधि में नहीं दिखाई। ड्रकर हिम्मत नहीं हारे, कोशिश करते रहे। उनका कहना था कि या तो कम्पनी इसके अनुसन्धान पर खर्चा करे या फिर औषधि निर्माण करने का लाइसेंस ड्रकर को दे दे। आखिर 1998 में कम्पनी राजी हो गई एक सीमित अनुसन्धान के लिए। कम्पनी कुछ ग्राम सी.जी.पी. 57148 बनाएगी जिसका प्रयोग करीब 100 रोगियों पर होगा। ड्रकर को भेजी गई सी.जी.पी. 57148 औषधि का नाम रखा गया ग्लीवेक।

ड्रकर ने दो अन्य सहयोगी डॉक्टरों के साथ ग्लीवेक पर ड्रग की क्लीनिकल ट्रायल शुरू की। रोगी को कैसे और किस आधार पर चुनना है, दवा कैसे देनी है, असर को किन-किन निर्धारित मानकों पर परखना है, क्या रिकॉर्ड रखना है, सब नोवर्टिस कम्पनी द्वारा तय किया गया था। इस प्रोटोकोल के बाहर किसी को यह दवा नहीं दी जा सकती थी। केवल उन्हीं रोगियों को इसमें शामिल किया जा सकता था जो सब कुछ समझकर स्वतंत्र रूप से जोखिम उठाने को तैयार हों। मानव शरीर पर ग्लीवेक का क्या असर होगा किसी को नहीं मालूम था। हर सम्भव दुष्प्रभाव के प्रति सजग और तैयार रहना था। ड्रकर के पास पहला सी.एम.एल. रक्त कैंसर का जो रोगी आया वह एक 60 वर्ष का सेवानिवृत्त ट्रेन कंडक्टर था। उसने ड्रकर और उसकी इस औषधि के बारे में पढ़ रखा था और वह प्रयोग में स्वेच्छा से 'गिनिपिग' बनने को तैयार था। ड्रकर ने ग्लीवेक की एक छोटी मात्रा रोगी को दी। जब कोई बुरा असर सामने नहीं आया तो 25, 50, 85 और फिर 140 मि.ग्रा. की खुराक दी गई। रक्त परीक्षण पर असर चमत्कारी पाया गया। कुछ ही दिनों के औषधि सेवन पर रक्त से कैंसर कोशिकाएँ विलुप्त हो गईं। ड्रकर और उसके सहयोगियों के सभी रोगियों में ऐसा ही चमत्कारी असर हुआ। पहले प्रयोग में 54 रोगियों में से 53 में ऐसा ही हुआ। खबर पत्र-पत्रिकाओं में फैल गई। इंटरनेट पर रक्त कैंसर के रोगियों के बतियाने (चैट) के ग्रुप बन गए। एक साल बाद, 1999 में भी उन सभी 53 रोगियों में कैंसर के लक्षण वापस नहीं आए। अतः ग्लीवेक को सी.एम.एल. रक्त कैंसर की अचूक दवा माना गया। दवा जो केवल कैंसर कोशिकाओं को ही नष्ट करती है, अन्य किसी कोशिका को नहीं। इस कैंसर के लिए यह एक लक्ष्यपरक औषधि साबित हुई। कैंसर उपचार के लिए नया अध्याय आरम्भ हुआ।

ग्लीवेक से उपचार के बाद अधिकांश रक्त कैंसर के रोगी 25 साल तक जीवित पाए गए, जबकि पहले कुछ वर्षों में ही मृत्यु निश्चित थी। अब ऐसे लाखों रोगी होते हैं जो ग्लीवेक के सहारे जीवित रहते हैं। औषधि कम्पनी का रुख भी बदल गया है, कारण, उनकी औषधि मात्र कुछ नए रोगियों के लिए ही नहीं वरन् उससे जीवित रहनेवाले लाखों लोगों के लिए भी आवश्यक है।

जो कुछ रोगी समयोपरान्त ग्लीवेक से रेजिस्टेंट हो जाते हैं, उनके लिए उसी के समकक्ष नई औषधि विकसित कर ली गई है।

प्रतिरोधी : मायावी कैंसर

जिस प्रकार मायावी राक्षस भरमाने या धोखा देने के लिए अपना रूप बदल लेते हैं वैसे ही कैंसर भी अपना रूप बदलकर सामने आते हैं। कैंसर के निदान से चिकित्सक उसके मार्मिक स्थल को पहचानकर उचित दवा देते हैं। कैंसर कोशिकाओं पर आक्रमण करने के लिए जब वह दवा पहुँचती है तो उन्हें मालूम हो जाता है कि उनका भेद खुल गया है। प्राकृतिक नियम के अनुरूप प्रतिक्रियास्वरूप कोशिका उसके खिलाफ प्रतिरोधात्मक शक्ति विकसित करती है। कैंसर नए रूप में सामने आता है अपना मार्मिक स्थल बदलकर। दवा अब काम नहीं करती। इसे ड्रग रेजिस्टेंस या प्रतिरोधात्मक शक्ति अर्जित करना कहते हैं।

जिस प्रकार रोगाणु और विषाणु एंटीबायोटिक औषधियों के विरुद्ध प्रतिरोधात्मक शक्ति अर्जित या विकसित कर लेते हैं वैसे ही कैंसर कोशिकाएँ भी कैंसर रोधक दवाओं के खिलाफ प्रतिरोधात्मक शक्ति विकसित कर लेती हैं। रोगाणु और विषाणु बड़ी तीव्र गति से विभाजन कर अपनी वृद्धि करते हैं। हर ऐसी विभाजन–वृद्धि में कोशिका एक विस्तृत रासायनिक प्रक्रिया के माध्यम से डी.एन.ए. का संश्लेषण कर दुगुनी हो जाती है। संश्लेषण में किसी भी प्रकार के बदलाव को म्यूटेशन कहते हैं। संश्लेषण की तरह ही म्यूटेशन भी एक सतत प्रक्रिया है जो किसी औषधि की क्रिया की प्रतिक्रिया में होता है। म्यूटेशन से प्रतिरोधात्मक शक्ति विकसित हो जाती है। कोशिका का क्रियात्मक रूप बदल जाता है। साधारण कोशिका म्यूटेशन के कारण कैंसर कोशिका में परिवर्तित होती है और उसमें म्यूटेशन से प्रतिरोधी कैंसर कोशिका में। रोगाणु और विषाणु की तरह कैंसर कोशिका भी तीव्र गति से विभाजन–वृद्धि करती है अतः म्यूटेशन की सम्भावना उनमें भी प्रबल होती है।

अधेड़ उम्र के व्यक्ति को रक्त कैंसर, क्रोनिक माइलोइड ल्यूकीमिया, हुआ। पूरी जाँच के बाद इसके लिए विशिष्ट औषधि–ग्लीवेक–से उपचार प्रारम्भ किया गया। चमत्कारी असर हुआ। रक्त से कैंसर कोशिकाएँ विलुप्त हो गईं। रक्त–

मज्जा में भी कैंसर-कोशिका-जनक कोशिकाएँ इलाज के साथ कम होती गईं। सारे लक्षण, सब परेशानियाँ खत्म हो गईं। व्यक्ति अपने आपको सर्वथा स्वस्थ महसूस कर अपने काम पर लग गया। लेकिन 3 साल में रक्त कैंसर फिर प्रकट हो गया। ग्लीवेक की मात्रा बढ़ा दी गई। कैंसर कोशिकाएँ कम नहीं हुईं। मात्रा और बढ़ाई गई। कोई असर नहीं हुआ। रक्त-मज्जा कैंसर कोशिकाओं से भर गई। जाहिर था कैंसर अब ड्रग रेजिस्टेंट हो गया है। चिकित्सकों के लिए यह पहला केस नहीं था जिसमें ग्लीवेक से रक्त कैंसर प्रतिरोधी हो गया था। बहुत कम रक्त कैंसर में ऐसा हुआ था लेकिन इसकी सम्भावना से वे परिचित थे। इसी औषधि का प्रयोग घातक आमाशय के घातक स्ट्रोमा सेल कैंसर में भी किया गया था। उसमें भी चमत्कारी असर के बाद कुछ वर्षों में कैंसर ड्रग रेजिस्टेंट (प्रतिरोधी) होकर वापस आ गया था। दूसरे कैंसर और अन्य औषधियों में भी ऐसा हुआ है। इसी सम्भावना को कम करने के लिए एक से अधिक कैंसर रोधक औषधियाँ एक साथ दी जाती हैं। रोगाणुओं की तरह कैंसर कोशिका भी मल्टी ड्रग (बहु औषधि) रेजिस्टेंट (प्रतिरोधी) हो जाती हैं।

प्रतिरोध कैसे विकसित होता है? अनुसन्धान हुआ। हर कोशिका में पोषक तत्त्वों को अन्दर लेने और अपशिष्ट पदार्थों को बाहर फेंकने के लिए रासायनिक पम्प होते हैं। कुछ कैंसर कोशिकाओं में म्यूटेशन के फलस्वरूप ऐसे रासायनिक पम्प चालू हो जाते हैं जो कैंसर रोधक औषधि को निरन्तर बाहर फेंकते रहते हैं। अन्य कुछ कैंसर कोशिकाएँ म्यूटेशन से ऐसे प्रोटीन यौगिक बनाती हैं जो कैंसर रोधक दवा को ही नष्ट कर देते हैं। ऐसे स्थान पर स्थापित कैंसर कोशिकाएँ जहाँ कैंसर रोधक दवा नहीं पहुँच सकती, जैसे-मस्तिष्क, वे भी बच जाती हैं।

मायावी कैंसर म्यूटेशन से अपना रूप बदलकर फिर प्रकट हो जाता है। प्रतिरोध अपेक्षित है। अतः उसी के अनुरूप औषधि का रूप बदलने के लिए सतत प्रयास चालू रहते हैं। इसके अतिरिक्त ऐसी औषधियों को भी चिह्नित किया गया है जिनके प्रयोग से अपेक्षित प्रतिरोध विकसित होने से रोका जा सके या उत्पन्न हुए प्रतिरोध को खत्म किया जा सके।

खंड-6

कैंसर से बचाव ही श्रेष्ठ है

तम्बाकू सेवन–जहर की जुगाली

जब आप किसी की ओर एक उँगली उठाते हैं
तब ध्यान रखिए बाकी चार उँगलियाँ आपकी ओर हैं।

निवारण (बचाव)

निवारण या कैंसर से बचने का एकमात्र उपाय है चिह्नित कैंसर कारक तत्त्वों से बचना, उनके सम्पर्क और सेवन से परहेज करना। जिन कैंसर की, विशेष परिस्थिति, परिवेश या जीवन चक्र में होने की आशंका प्रबल होती है, उनमें यथासमय पूर्व परीक्षण करवाकर कैंसर को प्रारम्भिक अवस्था में, उसके सामान्य लक्षण उत्पन्न होने से पहले ही, पहचानकर इलाज करवाना। कैंसर होने पर उसकी विशिष्ट पहचान, अवस्था और स्थिति के अनुरूप उस कैंसर विशेष के लिए इंगित व मान्य उपचार करवाना।

प्राथमिक–प्राइमरी–और सेकंडरी प्रिवेन्शन ऑफ कैंसर–कैंसर निवारण

प्राइमरी–चिह्नित कैंसर कारकों के प्रसार, प्रभाव और सम्पर्क में आने से रोकने को कैंसर से बचाव की प्राथमिक निवारण विधि माना जाता है। तम्बाकू सेवन से मुँह और गले का कैंसर होता है, अतः इसका प्रचार-प्रसार रोकना, उससे बचना। इसी प्रकार धूम्रपान निषेध से फेफड़े के कैंसर से बचाव। क्रोनिक हेपेटाइटिस-बी से होनेवाले लिवर कैंसर से बचने के लिए इस वायरस के संक्रमण से बचने के लिए, हेपेटाइटिस-बी वैक्सीन का प्रयोग कर लिवर कैंसर से बचें। पेपिलोमा वायरस वैक्सीन से गर्भाशय-ग्रीवा कैंसर से बचें। चिह्नित कैंसर कारक तत्त्वों से वातावरण प्रदूषण न होने दें और उनसे बचें।

सेकंडरी–स्क्रीनिंग से कैंसर पूर्व की स्थिति में पहचानकर पेपस्मीयर द्वारा गर्भग्रीवा कैंसर और मेमोग्राफी द्वारा स्तन कैंसर, कोलोनोस्कोपी द्वारा बड़ी आँत का कैंसर, जीन विश्लेषण से स्तन कैंसर आदि से बचा जा सकता है।

दस सुझाव :

1. धूम्रपान न करें। धूम्रपान से दूर रहें। तम्बाकू का सेवन न करें।
2. रेडिएशन–प्राकृतिक एवं मनुष्य निर्मित–से सावधान रहें और बचें।

3. कीटनाशक और वातावरण में व्याप्त ऐसे अन्य कैंसर कारकों से बचें।
4. खानपान स्वास्थ्यवर्धक हो। खाने में फल और सब्जियों की अच्छी मात्रा हो। घी और तेल का सेवन अधिक न हो।
5. शरीर का वजन सन्तुलित रखें। शारीरिक श्रम नियमित जीवन शैली का अंग हो, योग और व्यायाम भी।
6. गोरी चमड़ीवाले सूरज की सीधी किरणों से बचाव रखें।
7. वायरस जनित कैंसरों से बचने के लिए, जिनमें टीके उपलब्ध हैं, टीकाकरण करवाएँ।
8. सुरक्षित और संयमित यौन सम्बन्ध रखें ताकि यौन संचारित वायरल संक्रमण–एच.आई.वी., एच.बी.वी. और एच.सी.वी. से बचाव रहे।
9. स्तन व सरविक्स के कैंसर के लिए उपलब्ध सुरक्षा जाँच मेमोग्राफी, पेपस्मीयर यथासमय करवाएँ।
10. आनुवंशिक या हेरिडिटरी कैंसर में आनुवंशिक जाँच करवाएँ और उपलब्ध उपचार करवाएँ।

तम्बाकू से कैंसर

''बीसवीं शताब्दी में, हर हाल में, फेफड़े का कैंसर स्माल पॉक्स के साथ उन्मूलित रोगों की श्रेणी में होना चाहिए था।''

विनसेट टी डिविटा जूनियर, सेमुअल हैलमेन और स्टीवेन ए रोजेनबर्ग द्वारा सम्पादित पाठ्यपुस्तक 'कैंसर प्रिंसिपल्स एंड प्रैक्टिस ऑफ ओंकोलॉजी' (1997) के अध्याय 'कैंसर निवारण : तम्बाकू जनित कैंसर की रोकथाम' में एलेन ब्लम लिखते हैं कि ''बीसवीं शताब्दी में, हर हाल में, फेफड़े का कैंसर स्माल पॉक्स के साथ उन्मूलित रोगों की श्रेणी में होना चाहिए था। इसके विपरीत, स्वास्थ्यकर्मियों के लिए यह शर्म की बात है कि–विश्व के एकजुट तम्बाकू व्यवसायियों के अथक प्रयास और प्रभाव के फलस्वरूप–तम्बाकू का उत्पादन, वितरण, व्यवसाय और उपयोग विश्व भर में बढ़ रहा है। 1990 तक अमेरिका में 4 लाख 19 हजार मृत्यु तम्बाकू सेवन से होना माना गया। इनमें 1 लाख 50 हजार कैंसर से थी। पूरे विश्व में सन् 2000 में केवल धूम्रपान से मरनेवाले व्यक्तियों की संख्या 30 लाख पार करने का अनुमान है।'' डॉ. ब्लम का यह हताशा भरा कथन दर्शाता है कि तम्बाकू व्यवसाय की पकड़ और पैठ कितनी व्यापक है। कितनी जद्दोजहद के बाद टुकड़ों-टुकड़ों में आंशिक सफलता मिली है।

1957 में पहली बार अमेरिका के सर्जन जनरल ने स्वीकारा था कि धूम्रपान और फेफड़े के कैंसर में कारण-कारक सम्बन्ध है। तब से हर नए सर्जन जनरल ने इसकी रोकथाम के लिए अपनी निष्ठा दोहराई। लेकिन राजनीतिक इच्छाशक्ति के अभाव में विशेष कुछ हुआ नहीं। 1995 में अमेरिका के प्रेसीडेंट बिल क्लिंटन ने जब इसमें रुचि ली और निष्ठा दिखाई तब जाकर इस तम्बाकू महामारी के खिलाफ कुछ हुआ। तब वहाँ सर्जन जनरल का पद खाली पड़ा था। क्लिंटन ने स्वयं निर्णय लिया और ऐलान किया कि उनकी सरकार उन सभी प्रतिबन्धों को सख्ती से लागू करेगी जो तम्बाकू की बिक्री और प्रचार को कम करने के लिए लगाए जाएँगे।

वहाँ की खाद्य-पदार्थों व औषधियों को नियंत्रित करनेवाली सर्वोच्च संस्था, फूड एंड ड्रग एडमिनिस्ट्रेशन, के डायरेक्टर डेविड केस्लर ने तम्बाकू को नियंत्रित करने का प्रस्ताव रखा। प्रस्ताव के अनुसार सिगरेट बेचनेवाली मशीनें बन्द होनी थीं, तम्बाकू के विज्ञापनों से लुभावनी रंगीन तस्वीरें हटनी थीं, तम्बाकू कम्पनियों द्वारा खेल प्रतियोगिताओं को प्रायोजित करना बन्द करना था, स्कूल-कॉलेजों के पास सिगरेट की बिक्री को निषेध करना था और प्रचार के लिए टीशर्ट जैसे उपहार देना मना करना था। प्रेसीडेंट ने प्रस्ताव माना। सीनेट (कांग्रेस) की कमेटी के सामने सुनवाई हुई। तम्बाकू कम्पनियों के दिग्गजों को कमेटी के सामने आकर शपथपूर्वक यह बयान देने को कहा गया कि उनकी जानकारी में ऐसा कुछ नहीं है कि तम्बाकू सेवन (धूम्रपान) एक व्यसन बन सकता है। जिन्होंने ऐसा बयान दिया उसको झुठलाने के लिए अखबारों ने कम्पनी के गोपनीय दस्तावेजों को छापा जिनमें धूम्रपान व्यसन बनने की सूचनाएँ थीं। कुछ कम्पनियों के पुराने वैज्ञानिकों ने पछतावे से भरे बयानों के साथ इसका समर्थन किया। यह उजागर होने पर तम्बाकू सेवन से मरनेवालों के घरवालों ने और तम्बाकू जनित रोग से ग्रसित लोगों ने सामूहिक दावे अदालतों में पेश किए। उनका कहना था कि कम्पनियों ने यह जानते हुए कि तम्बाकू सेवन आदतकारी है और एक व्यसन बन सकता है, लोगों को भुलावे में रखकर और झूठा प्रचार-प्रसार कर लोगों को मौत के मुँह में धकेला। कुछ स्टेट के एटार्नी जनरल ने तम्बाकू कम्पनियों के खिलाफ मुआवजे के लिए यह कहकर दावा किया कि तम्बाकू सेवन से हुए रोगों के इलाज पर स्टेट को काफी खर्चा करना पड़ा है। तम्बाकू कम्पनियों ने जोर-शोर से प्रचार-प्रसार कर इसका विरोध इस आधार पर किया कि प्रचार-प्रसार करना उनका व्यावसायिक अधिकार है और किसी चीज का सेवन करना व्यक्ति की व्यक्तिगत स्वतंत्रता।

1964 में अमेरिका के सर्जन जनरल ने तम्बाकू और स्वास्थ्य पर बनाई कमेटी की रिपोर्ट सार्वजनिक की। यह रिपोर्ट चुने हुए 10 नामी विशेषज्ञों ने तम्बाकू और

स्वास्थ्य सम्बन्धित विस्तृत सूचनाएँ एकत्रित कर और उनका विश्लेषण कर तैयार की थी। तम्बाकू सेवन से होनेवाली स्वास्थ्य की गम्भीर और व्यापक हानि को तथ्य आधारित उजागर करनेवाली यह पहली रिपोर्ट थी। 1962 में ब्रिटेन के रॉयल कॉलेज ऑफ फीजिशियन्स की भी ऐसी ही रिपोर्ट आ चुकी थी। स्वास्थ्य संस्थाओं और संगठनों ने रिपोट्र्स का अनुमोदन किया। जनजागृति से तम्बाकू कम्पनियों के खिलाफ आन्दोलन शुरू हो गए।

वैसे तो तम्बाकू से होनेवाली स्वास्थ्य-क्षति को इंगित करनेवाले स्वर आदि काल से उठते रहे हैं। 1928 में लोम्बर्ड और डोएरिंग ने धूम्रपान करनेवालों में, न करनेवालों की अपेक्षा, अधिक कैंसर होना रिपोर्ट किया था। इसके दस साल बाद पर्ल ने रिपोर्ट किया कि अधिक धूम्रपान करनेवाले, अन्य की अपेक्षा, कम उम्र तक जीवित रहते हैं। 1939 में ओक्सनर और डीबेके व अन्य चिकित्सकों ने धूम्रपान से लंग कैंसर के होने के आँकड़े प्रकाशित किए। लेकिन क्योंकि अधिकांश डॉक्टर और स्वास्थ्यकर्मी स्वयं धूम्रपान के आदी थे अतः वे इसे नकारते रहे।

1950 में यूनाइटेड किंगडम के डोल और हिल व यूनाइटेड स्टेट्स के वाइंडर और ग्राहम के महामारी विज्ञान आधारित विस्तृत अध्ययन की रिपोर्ट आने पर चिकित्सकों ने इसे गम्भीरता से लिया। चिकित्सकों की इस विषय में अवज्ञा का अन्दाजा इसी से लगाया जा सकता है कि 1954 तक चिकित्सा संगठनों की पत्रिकाओं में सिगरेट के विज्ञापन नियमित छपते थे। 1980 तक स्वास्थ्य संगठनों की सालाना मीटिंग में सिगरेट कम्पनियों के स्टाल लगते थे, सौगातें बाँटी जाती थीं।

1978 में अमेरिकन मेडिकल एसोसिएशन ने तम्बाकू के स्वास्थ्य पर दुष्प्रभाव पर हुए अनुसन्धानों को संकलित कर विश्लेषण कर अपनी रिपोर्ट प्रकाशित की। इस रिपोर्ट ने 1964 की सर्जन जनरल की रिपोर्ट की नए अनुसन्धानों के आधार पर पुष्टि की। तम्बाकू जनित हृदय रोगों की पुष्टि हुई। इस रिपोर्ट को लिखवाने के लिए तम्बाकू कम्पनियों ने आर्थिक सहयोग दिया था और सफलतापूर्वक 14 साल तक अपने विरुद्ध कोई विशेष कार्यवाही होने से रोके रखा था।

1985 से जब अमेरिकन मेडिकल एसोसिएशन ने सिगरेट के विज्ञापनों पर रोक लगाने को कहा तब से एसोसिएशन तम्बाकू का सेवन कम करने के प्रयासों में अपनी प्रतिबद्धता दिखा रहा है और सहयोग कर रही है। एसोसिएशन ने तम्बाकू और स्वास्थ्य पर दो नेशनल कान्फरेंस करवाई। एसोसिएशन के कहने पर ही ज्वाइंट कमीशन फॉर एक्रीडिटेशन ऑफ हेल्थ ऑर्गेनाइजेशंस ने यह पॉलिसी बनाई कि वह किसी भी अस्पताल को स्वीकृति और अनुमति तभी देगी जब वह 1992 तक धूम्रपान मुक्त होने की शर्त माने।

द अमेरिकन कैंसर सोसायटी अपने बड़े बजट की चिन्ता के कारण धीरे-धीरे तम्बाकू सेवन के खिलाफ खुले रूप में सामने आई। इसी प्रकार अनेक सामाजिक संगठन और धूम्रपान विरोधी संस्थाएँ अस्तित्व में आईं जिन्हें व्यापक जनसमर्थन मिला। धूम्र रहित वातावरण का हक माँगा गया। हवाई जहाज व अन्य आवागमन के सार्वजनिक साधनों में धूम्रपान निषिद्ध हुआ। अनुसन्धान होते रहे। 6000 से अधिक शोध-पत्र प्रकाशित हुए हैं जिनमें तम्बाकू जनित रोग और मृत्यु को इंगित व चिह्नित किया गया है; हृदय रोग, श्वास रोग और कैंसर। अमेरिका के सर्जन जनरल की एक दर्जन से अधिक रिपोर्ट भी यही कहती है।

धूम्रपान को फेफड़े, स्वरयंत्र, मुख और आहार नली के कैंसर का प्रमुख कारण माना जाता है। पैंक्रियाज, गुर्दे, मूत्राशय, आमाशय और गर्भाशय-ग्रीवा के कैंसर में धूम्रपान सहायक कारण है। कुल मिलाकर धूम्रपान को अमेरिका में कैंसर से होनेवाली उन मौतों का कारण माना गया है जिन्हें रोका जा सकता है।

तम्बाकू सेवन के खिलाफ आन्दोलन

लंग कैंसर से होनेवाली मृत्यु में 1990 से 2005 तक अमेरिका में 1 प्रतिशत प्रति वर्ष की दर से 15 प्रतिशत की कमी आ गई। यह उपचार के नए साधनों की वजह से नहीं वरन् धूम्रपान के खिलाफ जनजागरण और तम्बाकू सेवन पर लगी सख्तियों के कारण हुआ। इसमें प्रमुख भूमिका निभाई डोल-हिल और वाइंडर-ग्राहम के अध्ययन ने जिनसे धूम्रपान और लंग कैंसर के बीच कारण-कारक सम्बन्ध स्थापित हुआ। अमेरिका के सर्जन जनरल की रिपोर्ट से जनजागरण को बल मिला, राजनीतिक इच्छाशक्ति जागी और धूम्रपान के प्रचार-प्रसार और सेवन को रोकने के प्रसाशनिक प्रयास प्रारम्भ हुए। फेडरल ट्रेड कमीशन की रिपोर्ट ने काफी योगदान दिया। तम्बाकू कम्पनियों के खिलाफ मुकदमे हुए, न्यायपालिका ने तम्बाकू कम्पनियों के खिलाफ निर्णय दिए, तम्बाकू सेवन से हुई जीवन हानि के लिए मुआवजे दिलवाए। प्रमुख स्वास्थ्य संगठनों ने समर्थन किया, सहयोग दिया। धूम्रपान के विरोध में व्यापक प्रचार किया गया।

डोल और हिल का अध्ययन : लाखों लोगों को लंग कैंसर से बचाने का श्रेय

1950 का दशक। विश्वयुद्ध के बाद धूम्रपान का चलन बहुत बढ़ गया था। अमूमन इसकी आदत जीवन शैली का अंग बन गई थी। युद्धरत सैनिकों में शराब और

सिगरेट का खूब प्रचलन था। युद्ध समाप्ति पर जब ये सैनिक और अफसर अपने-अपने देश लौटे तो इन चुस्त-दुरुस्त लोगों को सिगरेट का धुआँ उड़ाते देखना आम हो गया और देखादेखी सिगरेट का प्रचलन जनसाधारण में छूत की बीमारी की महामारी के रूप में फैल गया। स्वास्थ्य पर इसके कुभाव सामने आ रहे थे लेकिन स्वयं डॉक्टरों में धूम्रपान की लत इतनी आम थी कि कोई मानने को ही तैयार नहीं था। उस पर सिगरेट कम्पनियाँ प्रचार-प्रसार पर इतना धन खर्च करती थीं कि इसके बल पर सब इनकी जेब में थे।

डॉ. रिचार्ड डोल और डॉ. ब्रेडफोर्ड हिल ने लंग कैंसर और धूम्रपान के सम्पर्क का अध्ययन आरम्भ किया। डोल स्वयं सिगरेट के लती थे और उन्हें पूरा विश्वास था कि धूम्रपान से कैंसर नहीं होता है। वे तो इस अध्ययन में यही सिद्ध करने को शामिल हुए थे। उन्होंने लन्दन के बीस अस्पतालों से सम्पर्क किया। इन अस्पतालों में लंग कैंसर के रोगी की भर्ती की सूचना पर उसका रिकॉर्ड इकट्ठा किया जाता, साथ ही उसी उम्र के एक अन्य रोगी का रिकॉर्ड भी जिसे कैंसर नहीं अन्य कोई रोग होता। फिर एक प्रशिक्षित सामाजिक कार्यकर्ता एक विस्तृत पत्रावली के आधार पर उनसे साक्षात्कार कर उनकी जीवन शैली और तम्बाकू सेवन सम्बन्धी सारे आँकड़े संकलित करता। धूम्रपान किस उम्र में शुरू किया? औसतन कितनी सिगरेट रोजाना पीते हैं या थे? कितने अर्से तक धूम्रपान किया? अभी भी करते हैं या नहीं? और ऐसे ही तम्बाकू सेवन सम्बन्धी अन्य सूचनाएँ। इन संकलित आँकड़ों का सांख्यिकीय विश्लेषण डोल और हिल की देखरेख में होता। अभी 156 कैंसर रोगियों और उनके समकक्ष अन्य रोगियों के आँकड़ों का विश्लेषण हुआ था कि चौंकानेवाला तथ्य सामने आया। लंग कैंसर के रोगियों में धूम्रपान का व्यसन कहीं अधिक अनुपात और मात्रा में था बनिस्पत अन्य रोगियों के। लंग कैंसर और धूम्रपान का संयोग (एसोसिएशन) स्पष्ट था। स्वयं डोल भी इसे नकार नहीं पाए। उन्हें विश्वास हो गया कि धूम्रपान और लंग कैंसर के बीच कारण-कारक सम्बन्ध है—धूम्रपान से लंग कैंसर होता है। उन्होंने धूम्रपान छोड़ दिया। ज्यों-ज्यों और आँकड़े आते गए, यह साक्ष्य और पुख्ता होता गया। आखिर में 649 कैंसर रोगियों में केवल 2 ऐसे थे जिन्होंने धूम्रपान नहीं किया।

अनुसन्धानकर्ताओं की भाषा में यह एक रेट्रोस्पेक्टिव (भूतलक्षी या पूर्वव्यापी) केस-कंट्रोल अध्ययन था। आलोचकों के अनुसार पूर्वव्यापी घटना या अवस्था की याददाश्त को विश्वस्त साक्ष्य नहीं माना जा सकता। फिर धूम्रपान के अलावा भी तो कैंसर के अनेक कारण सम्भव हैं, होते हैं। क्या इस अध्ययन में उनको भी देखा गया? डोल और हिल का कहना था कि उन्होंने जीवन शैली सम्बन्धित ऐसे सभी

फैक्टर्स का आकलन किया था। आलोचकों के अनुसार, वह सब याददाश्त आधारित था अतः विश्वसनीय नहीं माना जा सकता। साथ में यह भी आलोचना की गई कि यह अध्ययन मात्र लन्दन आधारित था, अतः इसके निष्कर्षों को सार्वभौम नहीं माना जा सकता। अतः लंग कैंसर की केस कंट्रोल अध्ययन का दायरा बढ़ाकर कैम्ब्रिज, ब्रिस्टोल, लीड्स और न्यूकेसल में भी यही अध्ययन किया गया। 5000 कैंसर रोगियों के अध्ययन से भी यही पुष्टि हुई कि लंग कैंसर और धूम्रपान के बीच कारण-कारक सम्बन्ध है।

लेकिन भूतलक्षी (रेट्रोस्पेक्टिव) की जगह ऐसा प्रोस्पेक्टिव (भविष्यलक्षी या भावी) अध्ययन कैसे करें जिसमें धूम्रपान करनेवाले एक जनसमूह का साल-दर-साल सतत अध्ययन-परीक्षण किया जा सके। ऐसा समूह मिलेगा कहाँ जो स्थायी रूप में वर्षों तक उपलब्ध रहे। ऐसा समूह जिसमें साथ-ही-साथ ऐसे लोग भी उपलब्ध हों जो धूम्रपान नहीं करते हों। दो समकक्ष समूह (कोहर्ट) यानी रेट्रोस्पेक्टिस केस कंट्रोल स्टडी की जगह प्रोस्पेक्टिव कोहर्ट स्टडी जो आलोचकों को अधिक स्वीकार होगी। तभी एक विलक्षण संयोग हुआ। वहाँ की सरकार स्वास्थ्य सेवाओं का राष्ट्रीयकरण कर रही थी। इसके लिए उन्होंने एक केन्द्रीय रजिस्ट्री बनाई जिसमें हर चिकित्सक को रजिस्टर करना अनिवार्य था। इस केन्द्रीय रजिस्टर से हर चिकित्सक का लेखा-जोखा रखा जाता और उस पर नजर रखी जाती। स्थान परिवर्तन पर चिकित्सक को इसकी सूचना रजिस्ट्री को देनी होती। बिना रजिस्ट्रार को सूचित किए कोई अस्पताल नया डॉक्टर नहीं रख सकता था। करीब 60,000 डॉक्टर पंजीकृत थे। डॉ. हिल को एक विलक्षण विचार आया, क्यों न इस समूह का कोहर्ट स्टडी के लिए इस्तेमाल किया जाए। उन्होंने रजिस्ट्रार को लिखकर सभी के पते-ठिकाने मँगवाए। 59,600 चिकित्सकों को पत्र लिखा। पत्र के साथ एक प्रश्नावली संलग्न थी जिसका उत्तर देने का अनुरोध किया गया। प्रश्नावली में धूम्रपान सम्बन्धी जानकारी चाही गई थी। आशा से अधिक उनमें से 41,024 ने जवाब भेजा और तम्बाकू सेवन सम्बन्धी जानकारी दी। डोल और हिल ने रजिस्ट्रार से सम्पर्क कर उन्हें हर चिकित्सक की मृत्यु की सूचना, मय मृत्यु के कारण (कॉज ऑफ डेथ) के भेजने को कहा। उन्होंने चिकित्सकों के समूह को तम्बाकू सेवन करनेवाले और न करनेवाले दो समूह में बाँट रखा था। जैसे ही मृत्यु की सूचना आती वे मृत्यु का कारण अंकित करते। अक्टूबर 1951 से मार्च 1954 तक (मात्र 29 महीने) उन्हें 789 डॉक्टरों के मृत्यु की सूचना मिली। इनमें से 36 की मृत्यु लंग कैंसर से हुई थी। जब लंग कैंसर से होनेवाली मृत्यु का दोनों समूह में आकलन किया गया तो चौंकानेवाला तथ्य उजागर हुआ कि लंग कैंसर से मरनेवाले सभी डॉक्टर तम्बाकूवाले समूह के

थे। दोनों समूह में अन्तर इतना था कि किसी जटिल सांख्यिकी विश्लेषण की आवश्यकता नहीं पड़ी। 1956 तक लंग कैंसर से मरनेवाले डॉक्टरों की संख्या 200 हो गई। विश्लेषण करने पर तम्बाकू सेवन और लंग कैंसर का रिश्ता और गहराता गया। अध्ययन चालू रहा। 1954, 1976 और 1998 में रिपोर्ट्स आईं। तम्बाकू सेवन से हुई अन्य रोगों से मृत्यु भी उजागर हुई। लंग कैंसर के अतिरिक्त इस दीर्घकालिक विस्तृत अध्ययन से जो मार्मिक तथ्य निकलकर आया, वह था कि धूम्रपान समूह के डॉक्टरों के सभी कारणों से मरने की औसत उम्र, जो धूम्रपान नहीं करते थे उनसे 10 वर्ष कम थी।

अध्ययन से उजागर हुए तथ्यों का व्यापक असर हुआ। तम्बाकू सेवन में कमी आई। तम्बाकू जनित रोगों से होनेवाली मृत्यु दर में कमी आई। डोल और हिल को श्रेय मिला। आज लाखों लोग उनके ऋणी हैं कि वे लंग कैंसर से मरने से बचे। होना तो यह चाहिए था कि लंग कैंसर सर्वथा विलुप्त हो जाता लेकिन दुर्भाग्य यह है कि आज भी धूम्रपान जनित लंग कैंसर से हजारों लोग अकाल मौत मर रहे हैं।

डोल और हिल जब लन्दन में रेट्रोस्पेक्टिव केस कंट्रोल स्टडी कर रहे थे उसी समय डॉ. वैंडर और डॉ. ग्राहम अमेरिका में वैसी ही स्टडी कर रहे थे। अमेरिका के विभिन्न अस्पतालों के 684 लंग कैंसर के रोगी और उनके समकक्ष कंट्रोल केस। आँकड़ों के विश्लेषण पर उनका निष्कर्ष भी वही था जो डोल और हिल का–लंग कैंसर का प्रमुख कारण धूम्रपान है। दो अलग-अलग अनुसन्धान का एक ही निष्पक्ष निष्कर्ष। जहाँ डोल और हिल ने अपने निष्कर्ष की पुष्टि के लिए ब्रिटिश डॉक्टरों में लंग कैसर की प्रोस्पेक्टिव स्टडी की, वहीं वैंडर और ग्राहम ने सिगरेट के धुएँ में आनेवाले तत्त्वों का चूहों पर प्रयोग कर दिखाया कि इसके प्रयोग से चूहों को कैंसर होता है। सिगरेट के धुएँ में कैंसर कारक तत्त्व होते हैं। उन्होंने सिगरेट के धुएँ से ऐसे तत्त्वों को पृथक् कर दिखाया कि वे जाने-माने चिह्नित कैंसर कारक तत्त्व हैं। सिगरेट के धुएँ में कैंसर कारक तत्त्व, इन तत्त्वों के प्रयोग से चूहे में कैंसर और इन तत्त्वों के सेवन से मनुष्यों में लंग कैंसर–त्रिआयामी साक्ष्य कि धूम्रपान से लंग कैंसर होता है।

जैसे डोल धूम्रपान करते थे वैसे ही ग्राहम भी धूम्रपान के लती थे। ग्राहम थोरेसिक सर्जन थे। उन्होंने धूम्रपान से काले, क्षतिग्रस्त और कैंसरग्रस्त लंग काफी निकाले थे। उन्हें भी विश्वास था कि लंग कैंसर धूम्रपान से नहीं होता है। वैंडर अपने कार्य के लिए अनुदान पाने में विफल रहने पर ग्राहम के पास आए थे। ग्राहम ने उन्हें अनुदान देने और अपने केसेज का अध्ययन करने के लिए यही सोचकर स्वीकार किया था कि अध्ययन से यह सिद्ध हो जाएगा कि धूम्रपान से लंग कैंसर

नहीं होता। लेकिन अध्ययन के निष्कर्ष अकाट्य थे। उन्होंने भी सिगरेट पीना छोड़ दिया। लेकिन जैसा बाद में उन्होंने स्वयं लिखा, तब तक काफी देर हो चुकी थी– उनकी कुछ अर्से बाद ही लंग कैंसर से मृत्यु हुई।

तम्बाकू से जीन विकृति (म्यूटेशन)

एमीज टेस्ट : 1960 में जीवाणु विशेषज्ञ ब्रुस एमीज ने अकस्मात् ही एक ऐसे टेस्ट (प्रयोग) को खोज निकाला जिससे किसी भी तत्त्व–रसायन या अन्य–की कैंसर कारक क्षमता को प्रयोग से ही पहचाना और आँका जा सके। जीवाणुओं के संवर्द्धन के लिए रोगाणु विशेष के आवश्यक पोषक तत्त्वों का मिश्रण बनाया जाता है। ऐसे संवर्द्धक मिश्रण को पेट्री डिश में डालकर उस पर जीवाणुओं को उगने (संवर्द्धन) के लिए डाल दिया जाता है। संवर्द्धक प्लेट को इनक्यूबेटर में 37 डिग्री पर 24 घंटे या इससे अधिक समय के लिए छोड़ देते हैं। हर एक जीवित रोगाणु पोषक तत्त्वों का उपयोग कर एक से लाखों की तादाद में उत्पन्न हो जाते हैं, जो नन्ही-नन्ही कॉलोनी के रूप में दिखते हैं, प्रत्येक जीवाणु की एक कॉलोनी। तीव्र गति से विभाजित होते एक सन्तति से दूसरी सन्तति के जीवाणुओं में प्राकृतिक रूप से म्यूटेशन (विकृति, उत्परिवर्तन) होने की सम्भावना होती है। अगर संवर्द्धक मीडियम में कोई म्यूटोजन–म्यूटेशन करनेवाला तत्त्व–हो या डाल दिया जाए तो म्यूटेशन की गति बढ़ जाती है। म्यूटेशन होने पर किसी विशेष पोषक तत्त्व की आवश्यकता बदल जाती है।

ब्रुस सलमोनेला टाइफीमूरियम रोगाणुओं में म्यूटेशन होने का प्रयोग और अध्ययन कर रहे थे। सामान्य, प्राकृतिक (वाइल्ड स्ट्रेन) सलमोनेला में पोषक तत्त्वों से सभी प्रकार के एमाइनो एसिड बनाने की क्षमता होती है। क्योंकि वे सभी एमाइनो एसिड स्वयं बना सकते हैं। अतः संवर्द्धक मीडियम में किसी एमाइनो एसिड होने की आवश्यकता नहीं होती। इस रोगाणु का एक जीन होता है जो हिस्टाडीन नामक एमाइनो एसिड का निर्माण करता है। यह स्वयं हिस्टाडीन बना सकता है, अतः इसे बाहर से इसकी आवश्यकता नहीं होती। ब्रुस ने देखा कि म्यूटेशन होने पर यह जीन हिस्टाडीन नहीं बना पाता। ऐसे म्यूटेंट रोगाणु, अगर संवर्द्धक मीडियम में हिस्टाडीन न डाली जाए तो पनपते नहीं, उगते नहीं, मर जाते हैं। अर्थात् हिस्टाडीन मुक्त (एच.आई.एस. निगेटिव) जीन, हिस्टाडीन आश्रित (एच.आई.एस. पॉजिटिव) में बदल जाता है। उनके अध्ययन में एक और तथ्य सामने आया कि इन रोगाणुओं में संवर्द्धन के दौरान रिवर्स (उलटा) म्यूटेशन भी होता है, फलस्वरूप हिस्टाडीन आश्रित जीन वापस हिस्टाडीन अनाश्रित जीन बन जाता है।

ब्रुस ने हिस्टाडीन आश्रित सलमोनेला रोगाणुओं की खेप तैयार की। दो ट्यूब में चूहे के लिवर का शोरबा लिया। दोनों ट्यूब में हिस्टाडीन आश्रित रोगाणु उगने के लिए डाले। एक ट्यूब में सम्भावित म्यूटेशन कारक तत्त्व भी डाला। दो पेट्री डिश ली जिनमें पोषक तत्त्वों युक्त संवर्द्धक मीडियम थी। इस मीडियम में नाममात्र की हिस्टाडीन भी थी। एक डिश में कंट्रोल ट्यूबवाला शोरबा और दूसरी डिश में म्यूटेशन कारक तत्त्व युक्त शोरबा। फिर दोनों डिश को इनक्यूबेटर में रख दिया। 24 और 48 घंटे बाद दोनों डिश में उगी रोगाणुओं की कोलोनी को गिना।

दोनों डिश में हलकी सी हिस्टाडीन थी अतः हिस्टाडीन आश्रित रोगाणु उगना तो शुरू हुए पर शीघ्र ही मर गए क्योंकि हिस्टाडीन खत्म हो चुकी थी। अब केवल वे ही रोगाणु उग सकते थे जिनमें रिवर्स म्यूटेशन से हिस्टाडीन अनाश्रित रोगाणु हो गए थे। प्रत्येक ऐसे एक रोगाणु से एक कॉलोनी बनेगी। कंट्रोल डिश में प्राकृतिक रिवर्स म्यूटेशन के कारण मात्र दो-चार कॉलोनी जबकि म्यूटेशन कारक तत्त्व वाली डिश में अनेक ऐसी कॉलोनी। जितना शक्तिशाली म्यूटेशन कारक उतने ही अनुपात में अधिक रोगाणुओं की कॉलोनी।

ब्रुस ने चिह्नित कैंसर कारक तत्त्वों का प्रयोग कर देखा। हर कैंसर कारक म्यूटेशन कारक था। क्योंकि कैंसर जीन म्यूटेशन के कारण ही होता है अतः हर म्यूटोजन (म्यूटेशन कारक) कार्सिनोजन (कैंसर कारक) होता है। इस प्रकार कैंसर कारक तत्त्वों को पहचानने की विधि विकसित हुई। अब यह अनिवार्य है कि हर नई दवा, कीटनाशक व अन्य ऐसे नए रसायनों का एमीज टेस्ट कर आँका जाए कि कहीं वे कैंसर कारक तो नहीं हैं, और अगर हैं तो वे कितने शक्तिशाली हैं। प्रत्येक रसायन की कैंसर कारक क्षमता का कैटलॉग उपलब्ध है।

ब्रुस ने जब कुछ चिह्नित कैंसर कारक तत्त्वों का सीधे पेट्री डिश में प्रयोग किया था तो म्यूटेशन नहीं हुआ। बाद में मालूम हुआ कि ये ऐसे रसायन थे जो स्वयं में म्यूटोजन नहीं थे लेकिन लिवर एंजाइम्स द्वारा एक्ट करने के बाद वे म्यूटोजन में परिवर्तित हो जाते हैं। इसीलिए अब पेट्री डिश में उगाने से पहले उन्हें लिवर के शोरबे में उगाया जाता है।

इस विधि से तम्बाकू में दर्जनों कैंसर कारक तत्त्व चिह्नित हुए हैं। तम्बाकू सेवन करनेवाले लोगों के पेशाब में कैंसर कारक तत्त्व होते हैं। इसी प्रकार कैंसर कारक कीटनाशकों को भी चिह्नित किया गया है। कीटनाशकों से प्रदूषित जल की कैंसर कारक क्षमता भी इस विधि से आँकी जा सकती है। एक से अधिक कीटनाशकों के मिश्रण की कैंसर कारक क्षमता मापने में तो यह विधि विशिष्ट है। एमीज टेस्ट या एमीज ऐसे किसी भी साधारण प्रयोगशाला में किया जा सकता है।

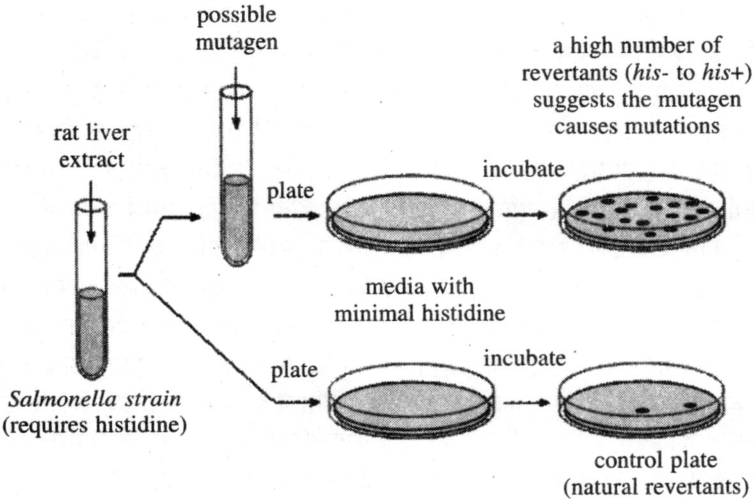

धूम्रपान जनित कैंसर के घातक चरण

सर्जन ग्राहम बिना विचलित हुए काले, विकृत कैंसरग्रस्त फेफड़े निकालते रहे। उखड़ी साँस, खाँसी से बेजार, खून उगलते लोगों को इन लक्षणों से निजात दिलाने में ही वे अपनी सार्थकता समझते थे। उनका मानना था कि मरीज की यह हालत मोटर वाहनों और फैक्टरियों की चिमनी से निकलते काले धुएँ के प्रदूषण के कारण है। वे स्वयं धूम्रपान के आदी थे, वर्षों से सिगरेट पी रहे थे। उनका भ्रम उन्हीं के रोगियों पर किए गए अनुसन्धान से टूटा। उन्हीं का नहीं, उन जैसे अनेक चिकित्सकों का यह भ्रम तोड़ने में महत्त्वपूर्ण भूमिका निभाई डॉ. ऑस्कर अयुरबेक के विशाल गहन अनुसन्धान ने। अस्पताल में हुई हर मृत्यु का शव परीक्षण (ओटॉप्सी) एक अनिवार्य प्रक्रिया थी। उन्होंने 1522 व्यक्तियों के शव परीक्षण कर उनके फेफड़े (3000 से अधिक) इकट्ठे कर उनका विस्तृत परीक्षण किया। उन सबके मेडिकल रिकॉर्ड से यह नोट किया कि उनमें से कौन धूम्रपान करता था और कौन नहीं। हर फेफड़े की दिखनेवाली विकृतियों का विवरण रिकॉर्ड किया। फिर उनको काटा और देखा किसमें क्या विकृति है, ट्यूमर है, कितना बड़ा है, कहाँ तक फैला है। हर ट्यूमर से अनेक टुकड़े लिये और हर टुकड़े का विधिवत् हिस्टोपैथोलोजिकल परीक्षण किया। अर्थात् लाखों स्लाइड्स का सूक्ष्मदर्शी परीक्षण। उनके इस विशाल अध्ययन से ज्ञात हुआ कि धूम्रपान करनेवालों में कैंसर कैसे उत्पन्न होता है। कैसे चरणबद्ध तरीके से कोषकीय विकृतियाँ होते हुए कोशिका कैंसर कोशिका बनती

है। पहले धूम्रपान के धुएँ के कण छोटी श्वास नलियों की सतह पर चिपक जाते हैं। उन कणों में स्थित हानिकारक तत्त्व (सिगरेट के धुएँ में 40 कैंसर कारक तत्त्व पहचाने गए हैं) वहाँ पर शोथ (इनफ्लामेशन) उत्पन्न करते हैं। गति से विभाजित होती शोथ कोशिकाएँ एकत्रित होती हैं, वहाँ सूजन आ जाती हैं। शोथ कोशिकाओं में गति से होता विभाजन, लक्ष्यपरक, सन्तुलित और सीमित होता है। विभाजन, कोशिका के केन्द्रक (न्यूक्लियस) से प्रारम्भ होता है अतः उसमें उसी अनुरूप परिवर्तन प्रतिलक्षित होता है। देखकर पहचाना जा सकता है कि यह विभाजित होती कोशिका है। यह चलता रहता है सालोसाल। फिर विभाजित होती किसी एक कोशिका में म्यूटेशन (विकृत परिवर्तन/उत्परिवर्तन) होता है जिसके फलस्वरूप विभाजन पर रोक कम हो जाता है, विभाजन की गति बढ़ जाती है। ये कोशिकाएँ इकट्ठा होकर एक गाँठ बनाती है जिसे एडेनोमा कहते हैं। यह कैंसर के पूर्व की स्थिति है। इनमें कैंसर कोशिका की आक्रामकता नहीं होती, पास की कोशिकाओं को नष्ट नहीं कर सकती, अपनी जगह छोड़कर अन्यत्र नहीं जा सकती। इनमें से फिर एक कोशिका में परिवर्तन होता है, जो उसके केन्द्रक में प्रतिलक्षित होता है, कोशिकाएँ अनियंत्रित विभाजन करती हैं, आक्रामक हो जाती हैं, आसपास के तन्तुओं को नष्टकर श्वास नली के बाहर फेफड़े में फैल जाता है। कैंसर कोशिकाओं के केन्द्रक में यह परिवर्तन साफ पहचाना जा सकता है। जिन धूम्रपान करनेवाले हजारों व्यक्तियों के फेफड़ों का परीक्षण किया गया उनमें धूम्रपान की अवधि अलग-अलग थी। परिवर्तन के चरण–सामान्य कोशिका, कैंसर पूर्व की कोशिका, कैंसर कोशिका–भी उसी अनुरूप थे। अध्ययन ने इस विस्तृत धूम्रपान से कैसे कैंसर होता है उसके साक्षात् साक्ष्य दर्शाए। दस से बीस साल लगते हैं धूम्रपान से कैंसर होने में, बशर्ते धूम्रपान जनित अन्य रोगों से उसकी पहले मृत्यु न हो जाए तो।

जिसने धूम्रपान करनेवाले व्यक्ति के कलुषित, विकृत फेफड़े देखे हैं, जिसने कैंसरग्रस्त रोगी की हाँफते, खाँसते, खखारते, खून उगलते, हड्डियों का ढाँचा होते दयनीय मृत्यु देखी है, उसे उपरोक्त साक्ष्यों से यह विश्वास करने में कि सिगरेट, कैंसर-वाहक है, मृत्यु-वाहक है, तनिक भी हिचक नहीं होगी। इसका उन्मूलन भी वैसे ही होना चाहिए जैसे मलेरिया से निजात पाने के लिए मच्छरों का।

भारत में तम्बाकू नियंत्रण

भारत के स्वास्थ्य महानिदेशक के अनुसार देश में प्रति वर्ष दस लाख लोग तम्बाकू जनित रोगों से मरते हैं जिनमें तम्बाकू जनित कैंसर प्रमुख है। भारत अभी इस

महामारी के दूसरे चरण में है जहाँ तम्बाकू सेवन और उससे मरनेवालों की संख्या बढ़ रही है, जबकि विकासशील देश इसके चौथे चरण में पहुँच चुके हैं जहाँ इसमें उत्तरोत्तर कमी आ रही है। तम्बाकू उत्पादन और सेवन में भारत का विश्व में दूसरा स्थान है, केवल चीन इसके ऊपर है। देश के 35 प्रतिशत लोग तम्बाकू सेवन करते है। देश में ग्रामीण महिलाओं में तम्बाकू का सेवन आम है। स्कूली बच्चे-बच्चियों में भी इसका प्रचलन काफी है। देश में विभिन्न प्रकार के तम्बाकू सेवन–पान, बीड़ी, सिगरेट, सिगार, चिलम, हुक्का, पाइप, सुट्टा, सुर्ती, जर्दा, गुटका, पान मसाला, खैनी, नसवार, मंजन, तम्बाकू जल आदि–यहाँ की विशेषता है। आश्चर्य नहीं कि मुँह का कैंसर विश्व में सबसे अधिक भारत में होता है। मुँह का कैंसर होने से पहले यहाँ ल्यूकोप्लेकिया, सबम्यूकस फाइब्रोसिस जैसे कैंसर-पूर्व (प्रीकैंसर्स) के लक्षण प्रकट होते हैं। सबम्यूकस फाइब्रोसिस से तो मुँह पूरा खुलना ही बन्द हो जाता है। तम्बाकू में विनाइल क्लोराइड, फोर्मेल्डिहाइड, हाइड्रोजन साइनाइड, बेंजीन, पालोमियम कैंसर कारक तत्त्व व आर्सेनिक, कैडमियम, क्रोमियम आदि हेवी मेटल्स होते हैं। बीड़ी-सिगरेट के धुएँ में नाइट्रस ऑक्साइड होता है जो घातक कैंसर कारक नाइट्रोसोएमाइन में परिवर्तित होकर शरीर में प्रवेश करता है। धुएँ के अवशेष घर की हर सतह पर रहते हैं और छोटे बच्चों के लिए घातक होते हैं।

भारतीय अनुसन्धान परिषद के अनुसार सरकार को जहाँ प्रति वर्ष 27000 करोड़ की राजस्व आमदनी होती है वहीं पर तम्बाकू जनित रोगों पर 30000 करोड़ रुपए इलाज में व्यय होते हैं–दुख-दर्द अलग से।

भारत में 2003 में तम्बाकू के उत्पादन, व्यवसाय, वितरण, बिक्री और विज्ञापन पर नियंत्रण के लिए व्यापक कानून बना, नियम बने। विश्व स्वास्थ्य संगठन के तम्बाकू नियंत्रण कनवेंशन के सदस्य के बतौर भारत ने व्यापक राष्ट्रीय तम्बाकू नियंत्रण प्रोग्राम बनाया जिसे 2010 में मंत्रिपरिषद ने स्वीकृत किया। इस प्रोग्राम के अन्तर्गत प्रान्त और जिला स्तर पर सरकारी और गैर-सरकारी स्वयंसेवी संस्थाओं के द्वारा शिक्षण और प्रशिक्षण का व्यापक काम चल रहा है। कानूनी प्रावधानों को और सख्त बनाया गया है और उनकी अनुपालना के लिए सक्षम व्यवस्था की गई है। प्रचार कम हुआ है। विज्ञापनों पर रोक लगी है। उत्पादों पर चेतावनी 'तम्बाकू जानलेवा है', 'तम्बाकू से कैंसर होता है' चित्र के साथ छप रही है। कानून के मुख्य प्रावधान निम्न हैं–

1. सार्वजनिक स्थानों पर धूम्रपान वर्जित।
2. तम्बाकू उत्पादों का किसी प्रकार के विज्ञापन व प्रचार-प्रसार करने पर रोक।

3. 18 वर्ष से कम उम्र के बच्चों को तम्बाकू उत्पाद बेचना वर्जित।
4. बच्चों द्वारा तम्बाकू उत्पाद बेचना निषिद्ध।
5. स्कूल, कॉलेज आदि शैक्षणिक संस्थाओं के 100 मीटर दायरे में तम्बाकू उत्पाद बेचना निषिद्ध।
6. तम्बाकू उत्पादों पर निर्धारित चेतावनी 'तम्बाकू जानलेवा है', 'तम्बाकू से कैंसर होता है' चित्र के साथ छापना अनिवार्य।
7. तम्बाकू उत्पादों के हानिकारक प्रभावों का आकलन करना।

कानूनी प्रावधानों की अनुपालना और तम्बाकू सेवन पर रोकथाम के लिए शिक्षण-प्रशिक्षण और प्रेरक का काम व्यापक स्तर पर चल रहा है। विभिन्न स्वास्थ्य प्रोग्राम, जैसे-कैंसर, टी.बी., डायबिटीज, हृदय रोग निवारण प्रोग्राम के साथ तम्बाकू सेवन नियत्रंण प्रोग्राम को जोड़कर चिकित्सक इसमें प्रमुख भूमिका निभा रहे हैं।

भारतीय कैंसर रोधक प्रोग्राम में होंठ, जीभ, ओरोफेरिंक्स, हाइपोफेरिंक्स, फेरिंक्स (गले के कैंसर), आहार नली (इसोफेगस), स्वरयंत्र (लेरिंक्स), फेफड़े और मूत्राशय (यूरिनरी ब्लैडर) के कैंसर को तम्बाकू जनित कैंसर माना जाता है। इसके आँकड़े अलग से संकलित होते हैं। अस्पताल आधारित 6 कैंसर रजिस्ट्रीज के 1984 से 1993, दस वर्ष के संकलित आँकड़ों के अनुसार देश में तम्बाकू जनित कैंसर पुरुषों में 93,866 और महिलाओं में 30,705 हुए जो कुल कैंसर के क्रमश: 53 और 19 प्रतिशत हैं। 2001 से 2003 के 5 रजिस्ट्री (चंडीगढ को छोड़कर) के तम्बाकू जनित कैंसर के आँकड़े पुरुषों में 28,456 और महिलाओं में 10,042 जो कुल के 45 और 17 प्रतिशत हैं। इंटरनेशनल एजेंसी फॉर रिसर्च ऑन कैंसर की 2004 की रिपोर्ट के अनुसार अब पुख्ता साक्ष्य उपलब्ध हैं कि तम्बाकू सेवन से नाक, आमाशय, लिवर, गुर्दे, गर्भाशय और माइलोइड रक्त कैंसर भी होते हैं। अत: इन्हें भी तम्बाकू जनित कैंसर के बतौर चिह्नित कर इनका संकलन किया जाए।

कैंसर रोधक वैकल्पिक साधन

क्या आप जानते हैं कि हर व्यक्ति के शरीर में कैंसर कोशिकाएँ होती हैं? कैंसर कोशिका महज वह दिग्भ्रमित कोशिका है जो विभाजित होती रहती है, उसका विभाजन रुकता नहीं, एक से असंख्य तक। लेकिन निदान के जो साधन उपलब्ध हैं उनमें इन कोशिकाओं की शरीर में उपस्थिति तभी प्रतिलक्षित होती है जब ये करोड़ों की संख्या में पहुँच जाती हैं। जब उपचार के बाद चिकित्सक

कहते हैं कि आपके शरीर में कैंसर अब नहीं है तो उनका तात्पर्य होता है कि आपके शरीर में निदान हो सके उतनी (करोड़ों) कोशिकाएँ नहीं हैं।

वैसे तो शरीर में अनेक कोशिकाओं के समूह होते हैं, ये कोशिकाएँ विभाजित होती रहती हैं लेकिन यह विभाजन लक्ष्यपरक होता है। लक्ष्य पूरा होने पर उनका विभाजन स्वत: ही बन्द हो जाता है। एक व्यक्ति के जीवन में अनुमानत: 6 से 10 बार ऐसा होता है जब कोई एक कोशिका दिग्भ्रमित हो अपना लक्ष्य खो बैठती है। अर्थात् हर व्यक्ति के शरीर में जीवन में 6 से 10 बार कैंसर शुरू होता है। पर हर व्यक्ति को कैंसर होता नहीं, यानी कैंसर पनपता नहीं। शरीर का रक्षा संस्थान अगर ऐसी दिग्भ्रमित कैंसर कोशिकाओं को तुरन्त पहचान लेता है तो उन्हें कैंसर बनने ही नहीं देता।

कैंसर रोधक औषधियों से उपचार

कीमोथैरेपी–गति से विभाजित होती कैंसर कोशिकाओं को रोकती और नष्ट करती है, साथ ही शरीर की उन सामान्य कोशिकाओं को भी प्रभावित करती है, रोकती है, जो लक्ष्यपरक स्वाभाविक विभाजन करती हैं, जैसे–आँत की आन्तरिक परत की कोशिकाएँ, अस्थि-मज्जा की कोशिकाएँ जिनसे रक्त कोशिकाएँ बनती हैं, बालों की जड़ों की कोशिकाएँ जिनसे बाल बढ़ते रहते हैं, आदि। इसके अतिरिक्त कैंसर रोधक औषधियाँ लिवर, गुर्दों, फेंफड़ों आदि को भी प्रभावित करती हैं, उन्हें नुकसान पहुँचाती हैं।

इसी प्रकार एक्स किरणों और विकिरणों द्वारा कैंसर उपचार भी जहाँ कैंसर कोशिकाओं को जलाकर नष्ट करता है वहीं शरीर की क्रियाशील अन्य कोशिकाओं और अंगों को भी प्रभावित करता है।

कैंसर रोधक औषधि और विकिरण के प्रभाव से इतने अधिक विषाक्त तत्त्व उत्पन्न होकर प्रवाहित होते हैं कि शरीर का रक्षा संस्थान अत्यधिक शिथिल हो जाता है, नष्टप्राय हो जाता है। रक्षा संस्थान की इस शिथिल अवस्था में घातक संक्रमण हो सकता है। कैंसर से कहीं पहले यह संक्रमण मौत का कारण हो जाता है। कीमोथैरेपी और विकिरण से कैंसर कोशिकाओं में म्यूटेशन भी हो सकता है जिसके फलस्वरूप उनको नष्ट करना मुश्किल या नामुमकिन हो जाता है।

एक सामान्य कोशिका कैंसर कोशिका में परिवर्तित तभी होती है जब उसमें स्थित जीन में विकृति हो जाए। कैंसर कोशिकाओं में जो जीन विकृति होती है वह आनुवंशिक हो सकती है, पर अधिकांश में यह विकृति वातावरण प्रभावाधीन,

गलत आचरण, तम्बाकू सेवन और अनुचित आहार के कारण होती है। इन कैंसर कारकों के फलस्वरूप, शरीर की किसी कोशिका का जीन नियमन नष्ट हो जाता है और वह अनियंत्रित विभाजन करने लगती है। ऐसी कोशिका को कैंसर कोशिका कहते हैं। शरीर की अरबों-खरबों कोशिकाओं में, सभी लोगों में ऐसा होता होगा लेकिन सभी में ऐसी कोशिका नष्ट हो जाती है या कर दी जाती है। अगर कैंसर कोशिका नष्ट नहीं होती तो अनियंत्रित विभाजन के कारण एक से करोड़ हो जाती है।

शरीर के कुछ ही अंग हैं, जहाँ कैंसर को आधुनिक विज्ञान की विधियों द्वारा प्रारम्भिक अवस्था में पहचाना जा सकता है। लेकिन वह भी तब जब कैंसर कोशिकाएँ लाखों की तादाद में हो जाती हैं। अधिकांश में जब ये करोड़ों की तादाद में होकर अपने लक्षण दिखाने लगती हैं तभी उनका निदान सम्भव होता है। ऑपरेशन करने के बावजूद कितनी कोशिकाएँ रह गई हैं, यह जानना सम्भव नहीं है।

शरीर में बड़ा व्यापक और बहुआयामी रक्षा संस्थान होता है। हर तत्त्व जो शरीर को नुकसान पहुँचा सकता है, उससे लड़ने की क्षमता इसमें होती है। यह तत्त्व अक्सर शरीर के बाहर से आते हैं और रक्षा संस्थान उन्हें पहचानकर नष्ट कर देता है। कैंसर कोशिकाएँ सामान्य कोशिकाएँ न होते हुए भी शरीर की स्वयं की उपज होती हैं, अतः रक्षा संस्थान उन्हें पहचान नहीं पाता। केवल ऐसे उपचार ही कारगर होते हैं जिनसे रक्षा संस्थान विशेष प्रकार की कैंसर कोशिकाओं को पहचान सके, वरना रक्षा संस्थान को और मजबूत करने से कैंसर से लड़ने की क्षमता में विकास नहीं होता।

यह सोचना कि पोषक तत्त्वों की कमी से कैंसर होता है अतः उनको अधिक मात्रा में लेने से कैंसर खत्म हो जाएगा, गलत है। हाँ, जीवन शैली और आहार में अनेक बार कुछ ऐसा होता है जो कैंसर कारक हो सकता है। उचित मात्रा में आहार के अनेक तत्त्व कैंसर को प्रभावित करते हैं। आवश्यक तत्त्वों की कमी से कैंसर का प्रकोप बढ़ सकता है।

यह सच है कि कैंसर रोधक और कैंसर नाशक औषधियाँ और एक्स किरणें, शरीर के कुछ विशेष अंगों और कोशिकाओं को क्षति पहुँचाती हैं, विशेषतः रक्षा संस्थान को। लेकिन ये कैंसर कोशिकाओं को विशेष रूप से नष्ट करती हैं। शल्य चिकित्सा श्रेष्ठ चिकित्सा है। यह कहना कि शल्य चिकित्सा से कैंसर रक्त द्वारा अन्यत्र फैल जाता है, आंशिक सच है। बिना शल्यक्रिया के भी रक्त द्वारा कैंसर फैलता है। शल्यक्रिया के बाद कितनी कैंसर कोशिकाएँ शरीर में रह जाती हैं यह जानने का अभी तक कोई साधन नहीं है।

आहार में अनेक ऐसे तत्त्व होते हैं, और हो सकते हैं, जो कैंसर कारक हैं। लेकिन कैंसर होने के बाद उनका सेवन न करने से कैंसर रुकेगा, ऐसा नहीं है। कैंसर कारक तत्त्व कैंसर कोशिकाओं के आहार के आवश्यक तत्त्व नहीं होते हैं। असन्तुलित आहार, आहार में पोषक तत्त्वों की कमी, विटामिन और माइक्रो न्यूट्रियंट्स की कमी, कैंसर कारक हो सकती है, लेकिन इसका यह तात्पर्य नहीं है कि कैंसर होने के बाद अगर उन्हें अधिक मात्रा में सेवन करें तो वे कैंसर रोधक होंगे। फिर भी सन्तुलित आहार और आहार में बदलाव कैंसर से लड़ने की शारीरिक क्षमता बढ़ा सकते हैं। हर रोग से, जिसमें कैंसर भी शामिल है, लड़ने की क्षमता शरीर में होती है।

शरीर का रक्षा तंत्र बहुआयामी और बहुस्तरीय होता है। शरीर की आन्तरिक, अति जटिल रासायनिक प्रक्रियाएँ इस रक्षा संस्थान को संचालित करती हैं, प्रभावित करती हैं। इनमें शरीर के विभिन्न एंडोक्राइंस से आनेवाले शक्तिशाली हारमोन्स होते हैं जो शरीर के रक्षा संस्थान को प्रभावित करते हैं। और इन एंडोक्राइंस का संचालन करता है मस्तिष्क, सोच-विचार और मानसिकता। सकारात्मक सोच और मानसिकता, सन्तुष्ट और शालीन जीवन शैली, हर्ष और उल्लास का अवश्य कैंसर रोधक प्रभाव होगा। इसके विपरीत, नकारात्मक सोच और अवसादयुक्त मानसिकता का कहीं अधिक हानिकारक प्रभाव होगा, कैंसर का प्रकोप बढ़ेगा। इसी तरह नियमित व्यायाम, जिसमें योग श्रेष्ठ है, का सकारात्मक प्रभाव होगा, विशेषतः जब योग आपकी जीवन शैली का भाग हो और इसे निहित सकारात्मक मानसिकता के साथ अपनाया जाए।

आधुनिक चिकित्सा, कुछ कैंसर प्रकारों में बड़ी सार्थक है, जैसे–रक्त कैंसर, विशेषतः बच्चों के रक्त कैंसर में। यह ठीक है कि आधुनिक चिकित्सा सभी कैंसर प्रकारों में कारगर नहीं होती, कुछ में यह कुछ समय के लिए ही कारगर होती है लेकिन यह कहना कि शल्य चिकित्सा, औषधि-उपचार (कीमोथेरैपी) और विकिरण से उपचार से कैंसर रोगियों को लाभ नहीं होता और उन्हें वैकल्पिक उपचार अपनाने चाहिए, गलत है। वैकल्पिक साधनों का कैंसर उपचार में महत्त्वपूर्ण योगदान होता है। जिनमें आधुनिक चिकित्सा नहीं ली जा रही है, या ली जा चुकी है और असफल रही है, उसमें तो यही सम्बल है।

1. चीनी कम मात्रा में लें तो ही बेहतर है, इसलिए नहीं कि चीनी कैंसर पोषक होती है, वरन् इसलिए कि अधिक चीनी सेवन से होनेवाला मोटापा कैंसर पोषक होता है। दानेदार शक्कर स्वयं में हानिकारक होती है। अतः शक्कर की जगह गुड़, शहद, खाँड़, मुनक्का आदि सेवन

करना चाहिए। सफेद नमक की जगह सेंधा नमक और समुद्री नमक बेहतर है।

2. कैंसर रोगियों को मांसाहार नहीं करना चाहिए। मांसाहार की जगह शाकाहार लें। कारण अनपचे मांसाहार से आँतों में जो विषैले तत्त्व उत्पन्न होते हैं, वे कैंसर पोषक होते हैं।
3. शाकाहार में भी अंकुरित अन्न, कच्ची सब्जियाँ, फल–अर्थात् अधिक मात्रा में बिना पका खाना कैंसर रोगियों के लिए स्वास्थ्यवर्धक है। इनसे मिलनेवाले एंटी–ऑक्सीडेंट्स व अन्य तत्त्व कैंसर रोधक होते हैं। ताजा सब्जियाँ, जूस, फल, अंकुरित अन्न में जो प्राकृतिक एंजाइम्स होते हैं वे उबालने और पकाने पर काफी हद तक नष्ट हो जाते हैं। अतः कैंसर रोधक भोजन मुख्यतः कच्ची सब्जी, फल और अंकुरित अन्न आधारित होना चाहिए। पका हुआ भोजन कुल आहार का 30 प्रतिशत तक ही हो तो अच्छा है।
4. सन्तुलित और शाकाहारी आहार के साथ नियमित व्यायाम भी कैंसर रोगियों के लिए उतना ही जरूरी है।
5. तम्बाकू, गुटका और मदिरा सेवन हानिकारक है।
6. चाय, कॉफी और चॉकलेट में कैफीन की मात्रा अधिक होती है। हर्बल चाय में कैंसर रोधक क्षमता होती है।
7. एंटी ऑक्सीडेंट्स, विटामिन, विशेषकर विटामिन ई, कुछ माइक्रोन्यूट्रियंट्स, मिनरल्स आदि रक्षा संस्थान पोषक तत्त्व होते हैं। कैंसर रोगियों में इनकी आवश्यकता अधिक हो जाती है। अतः इनका औषधि रूप में सेवन लाभकारी होता है।
8. अवसाद रक्षा संस्थान पर बुरा प्रभाव डालता है। सकारात्मक सोच और शान्तचित्त रहना श्रेयष्कर है। अपने शरीर पर विश्वास, आप जो भी उपचार करवा रहे हैं, जो भी साधन अपना रहे हैं, उसकी सार्थकता की सम्भावनाओं में आस्था आवश्यक है। बिना इसके न आधुनिक चिकित्सा सफल होगी न वैकल्पिक साधन।

कैंसर निवारण में मददगार तत्त्व

एंटी–ऑक्सीडेंट : यह वे तत्त्व होते हैं जो शारीरिक अपचय (केटाबोलिज्म) से उत्पन्न फ्री रेडिकल्स को निष्क्रिय करते हैं। फ्री रेडिकल्स कैंसर प्रेरक होते हैं अतः उनको निष्क्रिय करना कैंसर निवारण का एक उपाय है। बीटाकेरोटिन, ल्यूटिन,

लाइकोपेन, सेलेनियम, विटामिन ए, सी, और ई एंटी-ऑक्सीडेंट तत्त्व होते हैं जो फल और सब्जियों में प्रचुर मात्रा में होते हैं। फल, सब्जी युक्त सन्तुलित भोजन कैंसर से बचाव में सहायक होता है। कैंसर से लड़ने में भी प्रचुर मात्रा में फल और सब्जियों का सेवन लाभकारी होता है। उपरोक्त एंटी-ऑक्सीडेंट तत्त्व कैंसर रोगियों में औषधि रूप में भी दिए जाते हैं। इनसे कितना लाभ होता है यह अभी अनुसन्धान का विषय है।

दुष्प्रभाव निवारण : कैंसर चिकित्सा में प्रयुक्त, टार्गेट थेरैपी में काम में आनेवाली दवाओं को छोड़कर बाकी सभी कैंसर रोधक दवाइयाँ, कैंसर कोशिकाओं और विभाजित होती सामान्य कोशिकाओं में अन्तर नहीं कर सकतीं। शरीर में सतत रक्त बनाने की प्रक्रिया में अस्थि-मज्जा, आँत के अन्दर की सतत झड़ती परत और चमड़ी की सतत झड़ती सतह की कोशिकाएँ अनवरत विभाजित होती रहती हैं। यह सभी सामान्य कोशिकाएँ भी कैंसर रोधक दवाओं की चपेट में आ जाती हैं। अस्थि-मज्जा पर दुष्प्रभाव से रक्त कोशिकाएँ नहीं बनतीं। लाल रक्त कणों की कमी से गम्भीर एनीमिया होता है, ऑक्सीजन (प्राणवायु) की कमी से हर अंग की कार्यक्षमता क्षीण हो जाती है, उन्हें क्षति पहुँचती है। श्वेत रक्त कणों की कमी से शरीर की प्रतिरक्षात्मक (इम्यूनिटी, डिफेंस) शक्ति गिर जाती है; गम्भीर, घातक संक्रमण हो जाते हैं, कैंसर से पहले रोगी इन संक्रमण से मर जाता है; रोग नहीं रोग के इलाज से मरने का गम होता है। आँतों पर दुष्प्रभाव से भीषण उलटियाँ और दस्त होते हैं, कलेजा हलक में आ जाता है, रोगी कमोड से नहीं उठ पाता, शरीर का पानी सूख जाता है। सिर, शरीर के बाल सब झड़ जाते हैं। सघन कैंसर रोधक चिकित्सा में ये अधिक होते हैं। अतः आवश्यक है कि इन दुष्प्रभावों को यथासम्भव कम किया जाए, कुप्रभावों का इलाज किया जाए। कैंसर चिकित्सा के यह अनिवार्य अंग हैं। इसके लिए निम्न औषधियाँ काम में ली जाती हैं—

ल्यूकोवारिन : मिथोट्रिक्सेट को अस्थि-मज्जा और आँतों पर दुष्प्रभाव को रोकने के लिए।

डेक्स्रारोक्सेन : एंथ्रासाइक्लीन का हृदय पर दुष्प्रभाव रोकने के लिए।

मेसना : मूत्राशय में गम्भीर शोथ और रक्तस्राव रोकने के लिए।

कोलोनीस्टीमूलेटिंग फैक्टर्स : अस्थि-मज्जा को प्रेरित करने के लिए।

साइटोकाइंस : रक्षा संस्थान को उत्प्रेरित करने के लिए।

दुष्प्रभाव निवारण एवं दुष्प्रभाव रोधक औषधियों की उपलब्धि और सहायक चिकित्सा के रूप में उपयोग से आज कैंसर कीमोथैरेपी की औषधियाँ सार्थक मात्रा में दी जा सकती हैं। इससे कैंसर चिकित्सक और कैंसर रोगी दोनों का जीवन काफी सुगम हो गया है।

मेमोग्राफी : स्तन छायांकन, एक्स-रे से स्तन परीक्षण। स्तन कैंसर उम्र आधारित है। जहाँ 30 साल की महिलाओं में 400 में से 1 को कैंसर होने की सम्भावना होती है वहीं 70 वर्ष की महिलाओं में 9 में से 1 को। जिस तरह पेपस्मीयर परीक्षण से गर्भाशय-ग्रीवा का कैंसर लाक्षणिक होने से पहले पहचाना जा सकता है वैसे ही मेमोग्राफी से स्तन कैंसर अपनी प्रारम्भिक अवस्था में पहचाना जा सकता है, वह अन्यत्र फैले उस अवस्था से पहले। प्रारम्भिक अवस्था में पहचाने जाने से सामान्य और सीमित शल्यक्रिया द्वारा इसका सार्थक इलाज हो सकता है। मेमोग्राफी की शुरुआत 1913 में बर्लिन के साहसिक सर्जन एलबर्ट सालोमोन ने की थी। सालोमोन ने 3000 कैंसरग्रस्त स्तन निकालकर उन्हें एक्स-रे से छायाचित्रण के लिए भेजा था। एक्स-रे चित्रण (इमेज) में कैंसरग्रस्त भाग का बिम्ब अलग से चित्रित होता था, कारण कैंसर कोशिकाओं में कैल्सियम अधिक होता है, जो एक्स-रे बाधक है। सर्जन का स्वाभाविक सोचना था कि अगर जीवित महिलाओं में स्तन का एक्स-रे किया जाए तो कैंसर होने पर उसे पहचाना जा सकता है। लेकिन तभी नाजियों ने उन्हें निकाल बाहर किया और वे गुमनामी में खो गए, और उनके साथ ही मेमोग्राफी भी।

स्तन कैंसर के उपचार में तब सर्जन्स का दबदबा था। स्तन कैंसर सर्जरी के बाद वापस न हो जाए अत: हर ऐसा भाग जहाँ कैंसर कोशिकाओं के पीछे रह जाने की सम्भावना थी, उसे हटाया जाने लगा। साहसिक सर्जन्स ने स्तन के अलावा आसपास के ऐसे सभी भागों को निकालना शुरू किया—सामान्य से विस्तृत, विस्तृत से अति विस्तृत और सघन शल्य चिकित्सा। 20-25 साल में विस्तृत विकलांगकारी सर्जरी की निरर्थकता सामने आ गई—जिनमें कैंसर कोशिकाएँ अन्यत्र पहुँच गई थीं उनमें विस्तृत चिकित्सा से कोई लाभ नहीं हुआ, कैंसर के फैलने को नहीं रोक पाई, व्यर्थ ही रोगी की अंग भंग सर्जरी की गई।

लगभग 30 साल बाद 1960 में अमेरिका की एक्स-रे क्लीनिक्स ने मेमोग्राफी की सुध ली। रॉबर्ट एगान ने विधि को परिष्कृत किया। इतना परिष्कृत कि कुछ मिलीमीटर के कैंसर का एक्स-रे चित्रण किया जा सके। अर्थात् अन्यत्र फैलने से पहले उसे पहचाना जा सके।

मेमोग्राफी का विकास दो रूपों में हुआ : 1. कैंसर निदान विधि के रूप में और 2. कैंसर निवारण (प्रिवेंशन) विधि। निवारण विधि में सामूहिक रूप में महिलाओं की मेमोग्राफी की जाती थी ताकि जिनमें कैंसर हो उसे लाक्षणिक होने से पहले प्रारम्भिक अवस्था में ही पहचाना जा सके। लेकिन सवाल था कि इससे लाभ क्या होगा, लाभ का आकलन होना चाहिए। अत: महिलाओं को दो समूह में बाँटा गया, एक जिनमें निवारण के लिए मेमोग्राफी की गई और दूसरा जिसमें

मेमोग्राफी नहीं की गई। वर्षों उपरान्त देखा गया कि उन दोनों समूहों में कैंसर होने की दर क्या थी। विश्व में कई जगह हजारों महिलाओं में यह परीक्षण चला। परिणाम में काफी असंगतियाँ थीं, मानदंडों के विपरीत। जिस मेमोग्राफी समूह में पाया गया कि कैंसर अधिक हुए जब उनका गहन विश्लेषण किया गया तो मालूम हुआ उसमें जाने-अनजाने में ऐसी महिलाओं को अधिक ले लिया गया जिनमें कैंसर होने की सम्भावना अधिक थी, या जिनमें कैंसर होने की शंका थी। दोनों समूह में बिना किसी पूर्वग्रह के महिलाओं का लिया जाना बड़ा कठिन था। अत: हजारों महिलाओं में अलग-अलग जगह हुए इन परीक्षणों को निर्णायक नहीं माना गया। फिर स्वीडन के एक छोटे कस्बे की सभी महिलाओं को आधे-आधे में बाँटकर जब पूर्वग्रह रहित समूहों में, एक ही क्लीनिक में, वर्षों तक यह परीक्षण किया गया, तो परिणाम मेमोग्राफी के पक्ष में थे। यह भी सामने आया कि पहले पहचाने गए स्तन कैंसर में सर्जरी व अन्य उपचार से पाँच साल तक की कैंसर रहित अवधि अधिक में थी। लेकिन जब पूरी जनसंख्या में स्तन कैंसर से मरने की वार्षिक मृत्यु को देखा गया तो मिला कि उसमें कोई अन्तर नहीं आया है।

इसे समझने के लिए दो जुड़वाँ बहिन, अमला और विमला, को लीजिए। दोनों में कैंसर 1990 में शुरू हुए। अमला मेमोग्राफी समूह में थी अत: कैंसर के लाक्षणिक होने से पहले ही 1995 में पकड़ में आ गया। ऑपरेशन और उपचार हुआ। वर्षों तक ठीक रही फिर कैंसर वापस आ गया और उपचार के बावजूद उसकी 2000 में मुत्यु हो गई। विमला का कैंसर लाक्षणिक होने पर 1999 में सामने आया। उचित उपचार के बाद भी एक वर्ष में ही वापस आ गया और उपचार के बाद उसकी भी 2000 में मृत्यु हो गई। अमला में पहले निदान और उपचार से क्या लाभ हुआ?

जब स्तन कैंसर से मृत्यु नहीं बचा सके, कम नहीं कर सके तो फिर इस सब से लाभ भ्रमांक था। तब दोनों समूह में मृत्यु दर का अलग-अलग आकलन किया गया। आकलन मेमोग्राफी के पक्ष में था। सघन विश्लेषण पर पाया गया कि यह लाभ पचपन साल से ऊपर की महिलाओं में ही था, चालीस से पचास की महिलाओं में नहीं। कारण, पचपन से अधिक उम्र की महिलाओं में कैंसर की आघटन दर अधिक है, और मेमोग्राफी विधि से उनकी सार्थक पहचान हो जाती है। जबकि नीचे की उम्र की महिलाओं में मेमोग्राफी विधि से फाल्स पॉजिटिव (कैंसर न होने पर भी उसका चिह्नित होना) फाल्स निगेटिव (जिनमें कैंसर है उनमें न पहचान पाना) की दर अधिक है। अत: निवारण विधि के रूप में सामूहिक परीक्षण के लिए इसका प्रयोग पचास वर्ष से ऊपर की महिलाओं में नियमित करना सार्थक है।

स्तन कैंसर चार प्रकार के होते हैं :

1. ऐसा कैंसर जिसका सार्थक उपचार उपलब्ध है और इससे कोई फर्क नहीं पड़ता कि उपचार प्रारम्भिक अवस्था में किया गया या बाद में। निवारक मेमोग्राफी से इसमें कोई लाभ नहीं होगा।
2. तीव्र गति का घातक कैंसर। मेमोग्राफी से पहले चिह्नित होने पर भी मृत्यु निश्चित है।
3. बहुत धीमी गति का ऐसा कैंसर जो इतनी धीमी गति से होता है कि मृत्यु कैंसर से नहीं, कैंसर के लाक्षणिक होने से पहले, अन्य कारणों से हो जाती है। मेमोग्राफी से व्यर्थ इनका निदान और उपचार होता है।
4. स्तन का वह कैंसर जिसका मेमोग्राफी से प्रारम्भिक अवस्था में निदान होने पर सार्थक इलाज से मृत्यु से बचाया जा सकता है। ऐसे कैंसर का नम्बर काफी कम होता है।

पेपस्मीयर : अनुसन्धान बड़ा श्रमसाध्य और समयसाध्य कार्य है। एकनिष्ठता, संयम, लगन, आस्था की आवश्यकता होती है। सफलता मिले न मिले, मिले भी तो कब और किस रूप में; सफलता को मान्यता, उसका श्रेय, सब अनिश्चित है। पेपस्मीयर टेस्ट, एक सरल विधि है, जिससे आज हजारों महिलाओं को गर्भाशय-ग्रीवा के कैंसर से बचाया जा सकता है। इसकी खोज करनेवाले डॉक्टर जॉर्ज पपेनिकोलॉ का जीवन और अनुसन्धान इसकी मिसाल है।

डॉक्टरी की शिक्षा के बाद 1913 में पेपेनिकोलॉ जब न्यूयॉर्क पहुँचे तो उन्हें अपनी चिकित्सकीय योग्यता अनुरूप कोई काम नहीं मिला। कालीन बेचने का काम मिला। ऐसा काम जिसके लिए वे सर्वथा अनुपयुक्त थे। बड़ी मुश्किल से जैसे-तैसे कुछ महीने निकाले। फिर एक प्रयोगशाला में काम मिला। काम भी कैसा—मादा गिनिपिग के रज चक्र (मेन्स्ट्रुअल साइकिल) अध्ययन करने का काम। उस पर दुविधा यह कि गिनिपिग में प्रत्यक्ष रज स्राव नहीं होता। अत: उनको रज चक्र के हर दिन गिनिपिग की गर्भाशय ग्रीवा (सर्विक्स) से कुरेदकर कुछ कोशिकाएँ लेकर उन्हें काँच की स्लाइड पर लगाना, उनको स्टेन करना और फिर उन कोशिकाओं का सूक्ष्मदर्शी यंत्र के नीचे परीक्षण कर, कोशिकाओं के चित्र बनाना होता। मासिक चक्र के पहले दिन से लेकर आखिरी दिन तक कोशिकाओं का चित्रण करना। आशय था ग्रीवा से ली गई कोशिकाओं के आकार, प्रकार और रंजकता से रज चक्र का दिन बता पाना। साथ ही रज चक्र में स्रावित विभिन्न हारमोन्स का उन कोशिकाओं पर प्रभाव देखना। दिन, महीनों यही एकरस उबाऊ काम। सात साल यही काम किया।

1920 में नया कुछ करने के प्रयास में यही परीक्षण महिलाओं में करना शुरू किया। अस्पताल में आई रोगी महिलाओं में तो यह सरलता से किया जा सकता

था, लेकिन आवश्यक था कि पहले स्वस्थ महिलाओं में यह आकलन किया जाए। अब कौन स्वस्थ महिला प्रतिदिन, बेनागा 28 से 30 दिन तक ऐसा करवाने को राजी होती? लेकिन अनुसन्धानकर्ता भी विचित्र जीव होते हैं। उन्होंने अपनी पत्नी को राजी कर लिया। साथ ही ऐसी महिलाएँ जो परीक्षण पर रोगी नहीं पाई गईं, उनको भी स्वस्थ मानकर अध्ययन किया गया। श्रमसाध्य इस कार्य से पेपेनिकोलॉ यह निश्चित करने में सफल हो गए कि मासिक चक्र के किस दिन कोशिकाओं का क्या रूप होगा। इस कार्य से अब यह सम्भव हो गया कि स्मीयर परीक्षण कर यह बताया जा सके कि महिला के मासिक चक्र का यह कौन सा दिन है। श्रेय तो दूर, उनका मखौल उड़ाया गया, यह कह कि इस सबकी आवश्यकता क्या है, हर महिला को यह तो वैसे ही मालूम होता है, वह खुद ही बता देगी।

उन्होंने अपना अनुसन्धान चालू रखा। लाभ यह हुआ कि विभिन्न यौन रोगों का निदान इस परीक्षण से सम्भव हो गया और इस परीक्षण विधि का नियमित प्रयोग होने लगा। उन्हें ऐसे लक्षणवाली कोशिकाएँ मिलीं जिनसे कैंसर का सही निदान किया जा सके। कैंसर की ऐसी अवस्था में निदान, जब यह लाक्षणिक नहीं हुआ है, फैला नहीं है, सार्थक इलाज सम्भव है, आसान है। विशेषज्ञों ने मान्यता नहीं दी। उनके अनुसार कैंसर का पक्का निदान तो बायोप्सी करने से ही होगा। ग्रीवा कैंसर की बायोप्सी लेना भी सरल है और निदान भी विश्वसनीय।

लेकिन पेपेनिकोलॉ का बड़ा योगदान, पेपस्मीयर टेस्ट विधि का कैंसर निदान में प्रयोग नहीं, वरन् कैंसर से बचाव में (होने से रोकने, निवारण) उपयोग से था। 1928 से 1950, बाईस साल के अनवरत अपने अध्ययन में पेपेनिकोलॉ ने पाया कि कैंसर का होना एक सतत प्रक्रिया है। कैंसर होने से पहले वहाँ की कोशिकाओं में विकृति होती है और यह विकृत कोशिकाएँ पहचानी जा सकती हैं। उन्होंने क्रमशः होनेवाली इन विकृतियों की पहचान की, उनका चित्रण किया। इन विकृत कोशिकाओं के आधार पर कैंसर होने के पहले की अवस्था में ही रोगी की पहचान की।

1952 में वे प्रशासन को इस विधि की सार्थकता के प्रति आश्वस्त करने में सफल हुए। प्रशासन ने व्यापक अध्ययन और अनुसन्धान की स्वीकृति दी। टनेसी की शेलबाई काउंटी की सभी वयस्क 1,50,000 महिलाओं का पेपस्मीयर परीक्षण किया गया और नियमित रूप से सालोसाल करते गए। इस अध्ययन के दौरान न केवल उन महिलाओं को पहचाना गया जिनमें कैंसर था वरन् 557 कैंसर होने के पहले की अवस्था में पहचान कर उनका इलाज कर कैंसर होने से बचाया गया।

विकसित देशों में जहाँ स्वास्थ्य सेवाएँ सुलभ हैं, वहाँ 20 या 25 साल की उम्र के बाद हर साल या दो साल बाद पेपस्मीयर परीक्षण किया जाता है। कैंसर पूर्व की अवस्था में चिह्नित कर उनका उपचार किया जाता है। गर्भाशय-ग्रीवा कैंसर होने से बचाया जाता है। इस कैंसर से होनेवाली मृत्यु दर में.कमी आई है। नियमित परीक्षण से 90 प्रतिशत तक में सर्वाइकल कैंसर से मृत्यु रोकी जा सकती है। भारत में जहाँ हजारों महिलाएँ प्रति वर्ष गर्भाशय-ग्रीवा कैंसर से मरती हैं, पेपस्मीयर निवारक विधि अपनाने की अति आवश्यकता है।

खंड-7

कैंसर होने की अवधारणाएँ, परिकल्पना (हाइपोथीसिस)

तब और अब

हाइपोथीसिस

परिकल्पना : कैंसर क्यों होता है

1. ह्यूमर हाइपोथीसिस : आन्तरिक द्रव-विकार परिकल्पना। हिप्पोक्रेट्स की आदिकाल की शरीर के अन्दर 4 द्रव की परिकल्पना को, पाँच शताब्दी बाद, ग्रीक चिकित्सक गेलेन ने प्रतिपादित किया। गेलेन ने इन्हें कार्डिनल फ्लूइड्स–मुख्य आधार–द्रव की संज्ञा दी। इस परिकल्पना के अनुसार शरीर में 4 द्रव लाल, सफेद, पीला, और काला होते थे। इन्हीं के असन्तुलन से, कम और अधिक होने से, रोग होते थे। इनफ्लेमेशन–शोथ–जिसमें लालिमा, सूजन, तप्तता और पीड़ा होती है, को लाल द्रव (रक्त) की अधिकता से होना माना गया। टी.बी. की गाँठ, नजला, फोड़े-फुन्सी और लिम्फग्रन्थियों की ठंडी सूजन को फ्लेग्म (कफ) के अधिक होने से माना गया। जोन्डिस–पीलिया–को यलो बाइल (पीला पित्त) की बहुतायत से और कैंसर की गाँठों को ब्लेक बाइल (काले पित्त) की बहुतायत घनीभूत होना ही कैंसर था। यह आन्तरिक काले पित्त की विकृति का एक लाक्षणिक प्रतीक था। कैंसर की गाँठ को निकालने से आन्तरिक विकार ठीक नहीं हो सकता, ऐसा नहीं किया जाना चाहिए। हाँ, काले पित्त का शमन करने के लिए अनेक 'औषधियाँ' दी जाती थीं, जैसे–जानवरों के सींग, नख और अंगों से बने शोरबा और लोशन, मलहम; दस्तावर दवाइयाँ; आर्सेनिक, सीसा और अफीम के टिंक्चर आदि।

1533 में एन्ड्रियेज वेसेलिअस नाम का 19 वर्ष का युवक पेरिस विश्वविद्यालय में पढ़ने के लिए आया। वह गेलेन की चलाई हुई एनाटोमी–शरीर रचना–पढ़ना चाहता था। इसके लिए शव विच्छेदन अनिवार्य प्रक्रिया थी। लेकिन शव विच्छेदन के लिए यहाँ न उचित स्थान था न व्यवस्था। कॉलेज के बेसमेंट में खुले में गले-सड़े कुछ मुर्दे पड़े रहते थे। असन्तुष्ट वेसेलिअस ने खुद शव विच्छेदन करने की ठानी। मुर्दों के लिए वे कब्रिस्तान गए। वहाँ खुली कब्रों में उन्हें कंकाल मिले। पास ही एक स्थान मिला जहाँ पर अपराधियों को गले से लटकाकर फाँसी दी जाती थी और उन्हें लटका छोड़ दिया जाता था। वेसेलिअस इन मुर्दों को काट-काटकर ले जाते और फिर कॉलेज के कमरे में बैठकर उनका विच्छेदन करते और उनको चित्रित

करते। उन्होंने हड्डियाँ, मांसपेशियाँ, धमनियाँ, शिराएँ, लिम्फवाहिनियाँ, नर्व्ज आदि का विधिवत् अध्ययन किया और उनके चित्र और नक्शे बनाए। उन्हें रक्तवाहिनियों में लाल रक्त, लिम्फवाहिनियों में सफेद तरल और पित्त की थैली में पीला पित्त मिला लेकिन उनको गेलेन द्वारा प्रतिपादित काला पित्त कहीं नहीं मिला। वे गेलेन के भक्त थे अतः उन्होंने इस बारे में गेलेन का न खंडन किया न इस बारे कुछ लिखा।

1793 में लन्दन के मैथ्यू बेली ने रोग से विकृत हुए अंगों का विच्छेदन कर किताब लिखी। जहाँ वेसेलिअस ने नॉर्मल एनाटोमी–सामान्य शरीर रचना–का अध्ययन और चित्रण किया था वहीं बेली ने पैथोलोजिकल एनाटोमी–विकृत संरचना–का अध्ययन और चित्रण। उन्होंने फेफड़े, आमाशय, वृषण आदि अनेक कैंसर का विच्छेदन-अध्ययन किया। उन्हें उनमें कहीं भी घनीभूत हुआ काला पित्त नहीं मिला। हो सकता है वेसेलिअस को सामान्य शरीर में यह न दिखा हो, लेकिन कैंसर गाँठों में तो घनीभूत हुआ काला पित्त दिखना चाहिए था। इसका मतलब था काला पित्त जैसा कोई द्रव शरीर में नहीं होता। अतः काले पित्त से कैंसर होने की परिकल्पना गलत सिद्ध हुई। कैंसर होने का कारण कुछ और ही था।

बाहरी कैंसर कारक तत्त्व परिकल्पना–सोमेटिक म्यूटेशन हाइपोथीसिस

1920 में कैंसर का होना बाहरी कैंसर कारक तत्त्वों के कुप्रभाव से ही होना माना जाता था। रेडियम से मेरी क्यूरी को रक्त कैंसर हुआ था। अठारहवीं सदी के अन्त में परसीवल्ल पोट के कार्य ने यह सिद्ध कर दिया था कि चिमनी की कालिख साफ करनेवाले बच्चों में फोते का कैंसर चिमनी की कालिख में निहित कैंसर कारक तत्त्वों के प्रभाव से होता है। वेसेलिअस और बेली ने यह पहले ही सिद्ध कर दिया था कि कैंसर काले पित्त के विकार से नहीं होता, क्योंकि काला पित्त जैसा कोई द्रव शरीर में होता ही नहीं। बाहरी तत्त्वों–चिमनी की कालिख, रेडियम, ऑर्गेनिक केमिकल, रंजक–के कैंसर कारक होने के साक्ष्य सामने आए। कैंसर आन्तरिक विकार से नहीं, बाहरी कैंसर कारक तत्त्वों के प्रभाव से होता है तो उसे रोका भी जा सकता है। लेकिन सवाल यह था कि कालिख, रसायन, रेडियम, इतने विभिन्न प्रकार के तत्त्व सभी कैंसर करते कैसे हैं? वैज्ञानिकों ने इसके लिए नई परिकल्पना, सोमेटिक म्यूटेशन हाइपोथीसिस, प्रतिपादित की। इस परिकल्पना के अनुसार कैंसर कारक सभी बाहरी तत्त्व शरीर की साधारण कोशिका की आन्तरिक जीन संरचना में ऐसे विकार (म्यूटेशन) करते हैं कि साधारण कोशिका कैंसर कोशिका में परिवर्तित हो जाती है। हर प्रकार का कैंसर सोमेटिक म्यूटेशन से विकृत हुई कैंसर कोशिका से जन्मता है।

वायरल हाइपोथीसिस–विषाणुजनित कैंसर परिकल्पना

जब पक्षियों और जानवरों में वायरस से कैंसर होना पाया गया तो बाहरी तत्त्वों से सोमेटिक म्यूटेशन से कैंसर होने की परिकल्पना को बड़ा झटका लगा। वायरस से कैंसर होने मतलब था एक कारण, एक रोग। हर प्रकार के कैंसर का एक ही कारण, वायरस। अनुसन्धान के लिए करोड़ों खर्च किए गए। हर कैंसर की गाँठ से वायरस को अलग करने की चेष्टा की गई। लेकिन वायरस होते तो मिलते। कुछ मानव कैंसर में विषाणु अवश्य चिह्नित हुए। केवल विशेष प्रकार के कैंसर ही विषाणु जनित थे। अधिकांश में उन तन्तुओं में कैंसर हुआ जो लम्बे समय से विषाणु संक्रमित थे। जैसे एप्सटन बार वायरस से गले की ग्रन्थियों का कैंसर, हेपेटाइटिस-बी और सी वायरस से लिवर का कैंसर और पेपिलोमा वायरस से गर्भाशय-ग्रीवा का कैंसर। तब वायरस को भी अन्य कैंसर कारक तत्त्वों की तरह एक माना गया। दीर्घकालिक विषाणुजनित शोथ (इनफ्लेमेशन) से कैंसर होता है। शोथ प्रक्रिया में रत कोशिकाएँ ही विकृत होकर कैंसरस हो जाती हैं। वायरस कैंसर का एकमात्र कारण नहीं था।

जीन म्यूटेशन हाइपोथीसिस–जीन विकृति परिकल्पना

शरीर की हर कोशिका (रक्त के लाल कणों को छोड़कर) के अन्दर एक केन्द्रक होता है। इस केन्द्रक के गुणसूत्रों पर स्थित जीन द्वारा ही कोशिका की सारी जैविक प्रक्रियाएँ संचालित होती हैं। हर जीन, जो एक विशिष्ट डी.एन.ए. यौगिक का बना होता है, एक विशिष्ट प्रकार की प्रोटीन बनाता है। जीन निर्मित यह प्रोटीन कोशिका की विभिन्न रासायनिक प्रक्रियाओं को संचालित और नियंत्रित करती है। इनमें से कुछ जीन, विभाजित होनेवाली कोशिकाओं में, विभाजन के लिए आवश्यक संवर्द्धन प्रक्रिया को संचालित करते हैं। विभाजन को उचित समय पर रोकने और विभाजित कोशिका को प्रायोजित लक्ष्य कर्म के लिए नियोजित करते हैं। शरीर की उन कोशिकाओं में जो अब विभाजित नहीं होतीं, जैसे–मस्तिष्क की, मांसपेशियों की आदि, उनमें विभाजन को प्रेरित, नियंत्रित और नियमित करनेवाले जीन सुषुप्त अवस्था में होते हैं–संवर्द्धन प्रेरक और संवर्द्धन रोधक दोनों प्रकार के जीन। कैंसर कारक तत्त्वों के प्रभाव से कोशिका के इन जीन में विकृतियाँ आ जाती हैं। तब यह जीन कैंसर कारक जीन बन जाते हैं। स्थायी कोशिका विभाजित होने लगती है और विभाजित होनेवाली कोशिका में विभाजन पर से नियंत्रण खत्म हो जाता है। सामान्य जीन के म्यूटेशन से विकृत होकर कैंसर कारक जीन में परिवर्तित होने की परिकल्पना ही आज की मान्य कैंसर कारक परिकल्पना है। किसी भी तत्त्व को

कैंसर कारक मानने से पहले, प्रयोगों से यह सिद्ध करना होता है कि यह तत्त्व कोशिका में म्यूटेशन कर सकता है। साधारण जैविक प्रयोगशाला में सम्भव, ऐम्स टेस्ट, इसकी एक सरल विधि है। किस प्रकार के कैंसर में कौन-कौन से जीन में क्या-क्या विकृति होती है और उससे कोशिका की कौन सी रासायनिक प्रक्रिया प्रेरित या बाधित होती है, आज यह भी पहचानी जा सकती है। कैंसर की लक्ष्यपरक टार्गेट थैरैपी का आधार यही है।

स्टेम सेल हाइपोथीसिस–स्टेम सेल परिकल्पना

निषेचन (फर्टिलाइजेशन) के बाद युग्म (फर्टिलाइज्ड ओवम) के विभाजन से बननेवाली प्रथम कुछ कोशिकाएँ इस मायने में टोटीपोटेंट (सर्वसक्षम) होती हैं कि अगर उनको अलग किया जाए तो प्रत्येक ऐसी आदि कोशिका से पूरा भ्रूण विकसित हो सकता है। तदोपरान्त विभाजन से यह कोशिकाएँ बहुसक्षम या बहुउद्देशीय इस मायने में होती हैं कि इनसे पूरा भ्रूण तो नहीं, एक अंग या एक ऊतक अवश्य बन सकता है। चरणबद्ध विभाजन से आखिर में यह क्षमता एकउद्देशीय ही रह जाती है और उस कोशिका से मात्र एक ही प्रकार की कोशिकाएँ बन सकती हैं। उत्पत्ति की इस प्रक्रिया को डिफरेन्सियेशन (पृथक्करण) कहते हैं। पूर्ण विकसित मानव शरीर में ऐसी कुछ बहुसक्षम या बहुउद्देशीय कोशिकाएँ होती हैं। इन्हें स्टेम सेल कहते हैं। यह कई प्रकार की कोशिकाओं को जन्म देनेवाली पूर्वज या आदि कोशिकाएँ होती हैं, जैसे–अस्थि–मज्जा में स्थित स्टेम कोशिकाएँ जो रक्त की सभी लाल, सफेद और बिम्बाणु कोशिकाओं का जन्म देती हैं और जिससे कि यह सिलसिला जीवन प्रयत्न चलता रहे, ये कोशिकाएँ अपना पुनर्निर्माण कर अपनी जैसी कोशिका भी बना सकती हैं। स्टेम कोशिकाएँ शरीर के अन्य भागों में भी होती हैं। यह सुषुप्त अवस्था में रहती हैं और उचित संकेत या उद्दीपक (स्टिमुलस) आने पर ही सचेत होती हैं। कैंसर के स्टेम सेल की परिकल्पना के अनुसार कैंसर का उद्गम इन स्टेम सेल में हुए कैंसर कारक म्यूटेशन से होता है। ऐसा म्यूटेशन होने पर यह अपने परिवेश से कटकर शरीर में जहाँ भी जाएगी कैंसर को जन्म देगी। बहुउद्देशीय स्टेम सेल विभिन्न प्रकार के कैंसर को जन्म दे सकता है।

खंड-8

अन्तस्थित (टर्मिनल) कैंसर अवेदना आश्रम (हॉस्पिस)

वैष्णव जन तो तेने कहिए जे पीर पराई जाणे रे

अन्तस्थित (टर्मिनल) कैंसर पेशेंट की मन:स्थिति

बाढ़ की सम्भावनाएँ सामने हैं,
और नदियों के किनारे घर बने हैं।

–दुष्यन्त कुमार

कैंसर हुआ। इलाज करवाया। लाभ नहीं हुआ। या लाभ हुआ लेकिन कुछ समय बाद कैंसर वापस आ गया। या इतना फैल गया कि इलाज सम्भव नहीं। अर्थात् वह स्थिति जब कैंसर लाइलाज हो गया। कैंसर लाइलाज (टर्मिनल) हो गया लेकिन जीवन अभी शेष है, रोगी मरणासन्न (टर्मिनल) नहीं हुआ है। कितना जीवन और है, निर्भर करता है कैसा कैंसर है, कैंसर की स्थिति क्या है। सहायक चिकित्सा (पेलियटिव केयर) के सहारे रोगी अपना शेष जीवन आराम से काट सकता है। इसके लिए आवश्यक होती है इच्छाशक्ति और सकारात्मक मानसिकता। गम्भीर एवं लाइलाज हुए कैंसर रोगियों की मन:स्थिति को अस्थिर और उद्वेलित करनेवाले दो प्रमुख कारण होते हैं, अनिश्चितता और समन्वय-सामंजस्य-समझौता (एडजस्टमेंट)

अस्थिर करनेवाली अनिश्चितता के केन्द्र में होते हैं ये प्रश्न और विचार–

1. कैंसर और फैलेगा तब स्थिति क्या होगी, जीवन कैसा होगा, कितने दिन का होगा?
2. जिस उपचार की आवश्यकता होगी वह मिलेगा या नहीं? उसका असर कितना होगा? उसकी सार्थकता कितनी होगी? खर्चा?
3. सामान्य जीवन सम्बन्धी अपेक्षाएँ और आशाएँ भी पूरी कर पाएगा या नहीं?
4. परिवार, निर्वाह कैसे होगा? इसका समाधान कैसे करें? परिवार कब तक साथ देगा?
5. कैंसर की स्थिति बिगड़ने पर लोगों की, समाज की प्रतिक्रिया क्या होगी?

उपरोक्त सभी अनिश्चित होता है अत: अस्थिरता और अधीरता से घिर जाता है व्यक्ति। अनिश्चित भविष्य की दुश्चिन्ताओं से घिरे व्यक्ति को आशा और सकारात्मक सोच की ओर मोड़ना ही अन्तस्थित रोगियों के उपचार का पहला कार्य है।

समाधान खोज : गम्भीर कैंसर रोगी के लिए जीवित रहने के लिए संघर्ष और समन्वय एक सतत प्रक्रिया हो जाती है। यथार्थ जीवन से सामंजस्य के लिए उसे पग-पग पर समझौता करना होता है, समाधान खोजने होते हैं। इस अधरझूल स्थिति में व्यक्ति काफी तनावग्रस्त रहता है। तनाव जो विभिन्न प्रभावों, प्रकारों और प्रकोपों में अभिव्यक्त होता है।

दमन (डिनायल) गम्भीर परिस्थितियों से घिरे रोगी की समाधान खोजने की प्रक्रिया में एक प्रतिक्रिया होती है कि वह वस्तु-स्थिति को नकारता है। मुझे कैंसर नहीं है, सोचता है, और यही विश्वास करना चाहता है। रोग को महत्त्व नहीं देता, चिन्तित नहीं लगता, बेपरवाह रहने और दिखने की चेष्टा करता है। कैंसर के निदान से लगे सदमे से उबरने के लिए, उससे जूझने के लिए समय की चाह में यह एक समन्वयात्मक प्रक्रिया है, लेकिन अधिक समय तक बनी रहने पर यह घातक हो सकती है।

आशंका, भय : वेदना, दर्दनाक मृत्यु, मर्यादाविहीन मृत्यु, परिजनों के परित्याग की आशंका और भय व्यक्ति को घेर लेते हैं और यह सब इस पर निर्भर करता है कि–

1. कैंसर के किसी रोगी को उसने कैसे भुगतते, मरते देखा है।
2. कैंसर सम्बन्धी जानकारी का अभाव। भविष्य में उत्पन्न होनेवाली स्थितियों से वह कैसे पार पाएगा, उबरेगा? उससे क्या अपेक्षाएँ होंगी? इन सबकी जानकारी के अभाव में वह उद्वेलित रहता है।

आवश्यक होता है कि कैंसरग्रस्त रोगियों की सभी आशंकाओं को जाना जाए, समझा और समझाया जाए।

आत्मसम्मान और आत्मविश्वास का पतन

ज्यों-ज्यों रोग फैलता है व्यक्ति को स्वयं की शारीरिक शक्ति में विश्वास कम होता जाता है, दूसरों पर बढ़ती निर्भरता से आत्मविश्वास खत्म होता जाता है, परिवार और समाज का सहारा, समर्थन भी कम होता जाता है, आर्थिक पक्ष गम्भीर होता जाता है और व्यक्ति का आत्मविश्वास के साथ उसका आत्मसम्मान भी खो जाता है।

निराशा, विरक्ति : व्यक्ति को लगता है, उसको सबने त्याग दिया है–स्वयं के शरीर ने, परिवार ने, समाज ने, व्यवस्था ने और वह सब ओर से निराश और विरक्त हो जाता है।

व्यथा, वेदना : कैंसर की अन्तस्थिति व्यथा और वेदना दायक होती है, जो लोगों के दया दिखाने, तरस खाने पर और भी बढ़ जाती है। दया और तरस के पीछे उसे अपनी सम्भावित मौत के भाव दिखते हैं। अलगाव और बेचारगी उसे तोड़ते हैं।

अपराध-बोध : मुझे ही क्यों हुआ? मैंने क्या गलत किया था कि मुझे कैंसर हुआ है? मैं अपने परिवार, अपने बच्चों के लिए अपना दायित्व नहीं निभा पाऊँगा। इसके विपरीत मैं अब उन पर बोझ होऊँगा। यह सब विचार उसे अपराध-बोध से भर देते हैं।

अवसाद : यह जानकर कि स्थिति लाइलाज है, उसे जीने के लिए भी सर्वथा दूसरों पर निर्भर रहना होगा और अगर साथ न मिला तो बेसहारा जीना होगा, और अनजाने, अनिश्चित भविष्य का सोच अवसाद की स्थिति उत्पन्न करता है।

दुश्चिन्ता : निम्न दुश्चिन्ता के कारक होते हैं–

1. कैंसर आगे कैसे बढ़ेगा, फैलेगा इसकी अनिश्चितता।
2. डर कि कहीं उसके परिजनों को भी यह रोग न लग जाए।
3. घर, परिवार और समाज का गिरता सहारा और बढ़ती उदासीनता।
4. अलग, एकाकी, अकेलापन, बेसहारा होना।
5. दर्द और दुर्गति से मरने का डर।
6. परिवार की कुछ न कर पाने की असमर्थता।
7. आवश्यक चिकित्सा सेवाओं का उपलब्ध न होना।
8. निजता (प्राइवेसी) का खत्म होना।
9. शारीरिक और आर्थिक स्वतंत्रता का ह्रास।
10. अन्धकारमय भविष्य।

क्रोध : यह सोच कि उसे कैंसर किसी अन्य के, समाज के या सरकार की गलत नीतियों के कारण हुआ है, क्रोध को जन्म देता है।

आत्मसम्मान का ह्रास : क्षीण होती अपनी पहचान, अप्रासंगिकता, गिरता स्वास्थ्य और जीने के लिए दूसरों पर बढ़ती निर्भरता, आत्मविश्वास और आत्मसम्मान को नष्ट कर देते हैं।

आक्रान्त : मृत्यु की आशंका से भयभीत किसी भी छोटी-मोटी शारीरिक व्याधि से घबराकर आक्रान्त हो उठता है।

धर्म में आस्था : सब ओर से बेसहारा, असहाय, जीने के लिए धर्म का सहारा लेता है। ग्रामीण अंचल से आए रोगियों की धर्म और ईश्वर में निश्चल आस्था, बड़ा सम्बल देनेवाली होती है।

समाजिक सहायता : लाइलाज कैंसर के असहाय रोगियों के लिए किसी सामाजिक व्यवस्था का न होना एक बड़ी दुर्भाग्यपूर्ण स्थिति है। कैंसर की दवाओं और इलाज से करोड़ों कमानेवाले लोगों का यह दायित्व होना चाहिए कि ऐसी कमाई का एक भाग अन्तस्थित कैंसर रोगियों की देखभाल और सेवा के लिए उपलब्ध कराएँ।

आशा : अन्तस्थिति कैंसर के रोगियों को चाहिए–

1. आशा कि वे लम्बे समय तक जीएँगे।
2. आशा कि उनकी आवश्यकता के अनुरूप चिकित्सा सेवा उन्हें उपलब्ध होगी।
3. आशा कि हो सकता है उनके जीवन काल में चिकित्सा विज्ञान उनके कैंसर का सार्थक इलाज खोज ले।
4. आशा कि उन्हें चाहनेवाले, प्यार करनेवाले यथावत् हैं।
5. आशा कि जीवन अब भी जीने लायक है।

यही उसे रोग के साथ जीने का सम्बल देते हैं। अपनी अन्तस्थिति का भान उसे है, उसे वहन करने की सामर्थ्य देते हैं। कष्ट उसे भोगना है, बस पीड़ा सहने की सामर्थ्य और सहायता चाहता है। आश्वस्त होने पर, बिना दुखी हुए जीने को तैयार होता है। दया, रहम, करुणा, यहाँ तक कि सहानुभूति भी उसे तोड़ती है। वह विशिष्ट, असामान्य नहीं, सामान्य व्यवहार चाहता है। अपना आत्मसम्मान बनाए रखने के लिए थोड़ी सी आत्मीयता की अपेक्षा करता है। पीड़ा रहित कष्ट के साथ स्वेच्छा से जीना ही स्वयं में सार्थकता है, जीवन के सन्ध्याकाल में यही सार्थक जीवन होता है। रोग और कष्ट के साथ जीने का सम्बल वह अपने में विकसित करता है, उसे सहयोग चाहिए, संवेदना (वेदना में सहभागिता) चाहिए, सहायता या सहानुभूति नहीं। कष्ट सहने की मनुष्य की क्षमता असीमित होती है, उपयुक्त मन:स्थिति और मानसिकता चाहिए। 'हॉस्पिस' या अन्तस्थित रोगियों के लिए आश्रम में यही मिलता है।

अवेदना आश्रम

जयपुर का खेलशंकर दुर्लभजी अवेदना आश्रम : अन्तस्थित–टर्मिनल–कैंसर के रोगियों की शरणस्थली।

नया रोगी आया है। अकेला। साथ में कोई नहीं है। हाथ में एक थैला, बस और कुछ नहीं।

कार्यरत मिशन सिस्टर, "अरे आप! आप तो पहले भी यहाँ थे।"

रोगी, "हाँ सिस्टर, नीचेवाले वार्ड में था।"

सिस्टर, "यहाँ का कार्ड होगा न आपके पास।"

रोगी, "सिस्टर, कार्ड तो खो गया।"

सिस्टर, "कोई बात नहीं। नाम बताएँ, आपका पुराना टिकट निकाल देते हैं।"

तभी सीनियर सिस्टर आ गई। रोगी ने हाथ जोड़कर नमस्ते की।

सीनियर सिस्टर, "अरे शिव प्रसाद! कैसे हो? कब आए?"

शिव प्रसाद, "हाल तो अच्छे नहीं हैं। बाकी आप देख लेना, आप ही का तो आसरा है।"

सीनियर सिस्टर, "तुम तो अपनी बहन के पास कानपुर चले गए थे?"

तभी दूसरी सिस्टर शिव प्रसाद की पुरानी फाइल ले आई। पेशाब की थैली का कैंसर था। ट्रान्जिशनल कार्सिनोमा ग्रेड थ्री।

शिव प्रसाद, "हाँ सिस्टर! बहन के पास चला गया था। दो महीने से ऊपर यहाँ रहा था। तीस सेंक हुए थे सवाई मानसिंह अस्पताल में। पेशाब में खून आना बन्द हो गया था। कमजोरी तो थी लेकिन यहाँ के खाने-खुराक से, इतने सेंक के बाद ठीक लग रहा था। सोचा बहन से मिल आऊँ। और तो कोई है नहीं। लेकिन मैं काम करने लायक नहीं था। हालत भी ठीक नहीं थी। बहन के घर नहीं रह सका। छोड़ना पड़ा।"

सीनियर सिस्टर, "क्यों सौतेली बहन...?"

सिस्टर का वाक्य पूरा होने से पहले ही शिव प्रसाद बोल उठा, "नहीं! नहीं! सिस्टर, ऐसी बात नहीं है। सगी होती तो भी क्या ? सभी की घर-गृहस्थी की अपनी मजबूरी होती है।"

सिस्टर शिव प्रसाद की ओर प्रश्नसूचक नजर से ताकती रही तो शिव प्रसाद ने कहना जारी रखा, "वापस कानपुर के उसी फुटपाथ पर चला गया। अपने पुराने साथियों के पास। पुरानी कमाई के थोड़े-बहुत पैसे बचे थे। पैसे खत्म होने को आए तो यहाँ आ गया।"

पहली सिस्टर जो शिव प्रसाद की केस फाइल और वार्ड रजिस्टर में आवश्यक इंदराज कर चुकी थी, बोली, "इनको डॉ. राहुल के पास भेज देते हैं। वे देख लें और इलाज लिख दें। समय हो गया है। वे कहीं चले न जाएँ।"

सीनियर सिस्टर, "हाँ, फाइल ले जाओ। आप साथ चली जाएँ।"

वे चले गए। सिस्टर को शिव प्रसाद की पिछली भर्ती का सब कुछ याद हो आया।

शिव प्रसाद उत्तर प्रदेश के कानपुर जिले के एक गाँव का रहनेवाला था। जन्म के कुछ समय बाद ही माँ की मृत्यु हो गई थी। पिता ही ने पाला। बाद में पिता ने एक विधवा से शादी कर ली जिसके पहले से ही एक लड़की थी। शिव प्रसाद स्कूल में पढ़ता था। एक जिल्दसाज के यहाँ काम भी करता था जहाँ से एक रुपया रोज मिलता था। लेकिन पिता का रवैया रूखा और सख्त होता गया। छोटी-छोटी बातों पर अकसर पिटाई होती थी।

सिस्टर को याद आया कि शिव प्रसाद ने पिता द्वारा उसे पीटने की बातें इस सहजता से बताई थीं जैसे मारना पिता के सामान्य व्यवहार का हिस्सा हो। जब शिव

प्रसाद बारह-तेरह साल का था, पिता भी चल बसे। शिव प्रसाद ने बताया था वह फिर घर पर नहीं रह सका। घर से भाग गया और गाँव छोड़कर कानपुर आ गया।

तब भी सिस्टर ने पूछा था, "क्यों ?" शिव प्रसाद समझ गया था कि वह सौतेली माँ के बारे में जानना चाहती है। लेकिन शिव प्रसाद ने कुछ नहीं कहा। उसे किसी से कोई शिकायत नहीं थी। किस बात की शिकायत? माँ थी, अपनी थी। सौतेली थी, उसकी सोच अपनी थी। अपनी जगह ठीक थी। वह बाप को, उसके लगाव को बाँटना नहीं चाहती थी। ठीक ही था। और शिव प्रसाद झींक-झींककर जीना नहीं चाहता था। शिकायत, दूसरों से? किसलिए? सहानुभूति के लिए, दया के लिए? उस लिजलिजे अहसास से तो उसे सौतेली माँ का व्यवहार, बाप की मार सहज स्वीकार थी–उसमें अपनापन तो था।

पाँचवीं कक्षा के कॉमरेड मास्टर की याद कर शिव प्रसाद को हँसी आती थी। खाता-पीता, भला-चंगा था, पर उसे सारे जहान से शिकायत थी। सेठ-साहूकार से, सरकार से, समाज से, धर्म-कर्म से, सरपंच-प्रपंच सब से। यहाँ तक कि अपने आपसे भी। "यह भी कोई जीना है?" वे अकसर कहा करते थे। जैसे वे जी नहीं रहे थे, सजा काट रहे थे। जीवन की सजा भुगत रहे थे।

गाँव से आकर शिव प्रसाद कानपुर में कुछ अर्से तक इधर-उधर काम करता रहा। फिर रिक्शा चलाने लगा। पचास से सत्तर रुपए रोजाना कमा लेता था। फुटपाथ पर रहता, सोता और खाता था। छब्बीस साल यही किया। शिव प्रसाद के हिसा़ब से आराम की जिन्दगी थी।

दो साल पहले पेशाब में खून आने लगा। पेशाब में तकलीफ होने लगी। वहाँ अस्पताल के डॉक्टर को दिखाया, दवा ली लेकिन इलाज से कुछ भी फायदा नहीं हुआ।

साथ रहनेवाले एक रिक्शा चालक ने जयपुर के एस.एम.एस. अस्पताल के बारे में बताया। वह यहीं का था। उसी के साथ जयपुर आ गया। अस्पताल में भर्ती कर सारी जाँच हुई, दूरबीन से भी जाँच की गई। टुकड़े जाँच के लिए भेजे गए। पेशाब की थैली का कैंसर था, वह भी और फैल चुका था। उन्होंने रेडियोथैरेपी (सेंक) के लिए भेज दिया।

शिव प्रसाद को चिन्ता हो रही थी। जो थोड़े-बहुत पैसे बचाकर लाया था, खत्म होने को थे। अस्पताल से छुट्टी दे दी गई थी। कह रहे थे सेंक करवाओ और अस्पताल में कुछ नहीं करने को था। दो महीने लगेंगे।

दो महीने! शिव प्रसाद चौंका था। कौन रखेगा दो महीने। खाना-पीना कहाँ से आएगा। उसे चिन्ता थी कैसे होगा यह सब कुछ। सवाई मानसिंह अस्पताल के डॉक्टर ने ही लिखकर अवेदना आश्रम भेजा था।

अवेदना आश्रम आया तो सब चिन्ता खत्म हो गई। सम्बल मिल गया। न रहने-खाने की चिन्ता न दवा की फिक्र, सब कुछ बहुत सुलभ लग रहा था। खास बात यह कि यहाँ दया का भाव नहीं था। कैंसर कितना भी बढ़ गया हो, कितना भी फैल गया हो–रोगी को दीन-हीन दिखाने का बर्ताव नहीं था। सहज अपनापन, सहयोग और आत्मसम्मान से जीने का हौसला।

अवेदना की गाड़ी रोज सेंक के लिए ले जाती और वापस ले आती। साथ में अवेदना की नर्स या कर्मचारी भी रहता। सब काम बड़े सरल और सही तरीके से चल रहा था।

सिस्टर शिव प्रसाद को डॉक्टर राहुल को दिखा लाई थी। कैंसर न केवल वापस आ गया था वरन् पेशाब की थैली के बाहर काफी फैल चुका था। कैंसर की चपेट में आई नर्वज के कारण? जहाँ दर्द और तकलीफ हो रही थी वहीं लिम्फ नोड्स में फैले कैंसर की वजह से शरीर के निचले भाग से आनेवाली लिम्फ नलियाँ अवरुद्ध हो रही थीं और काफी सूजन आ रही थी। डॉक्टर ने सभी सम्भव उपचार लिख दिए थे।

सीनियर सिस्टर जब बताने लगी तो शिव प्रसाद बोला, ''मुझे मालूम है सिस्टर। पहले मुझे चिन्ता थी कि मेरा क्या होगा ? मुझे कौन सँभालेगा ? यहाँ पहुँच गया हूँ तो मेरी सारी चिन्ताएँ दूर हो गई हैं। मेरा रोग तो मुझे भुगतना ही है। दो महीने यहाँ देखकर गया हूँ। मुझे भरोसा है आप लोगों की सहायता से मैं आराम से इस रोग के साथ जी सकूँगा।''

कुछ दिन तो शिव प्रसाद पहले की तरह सबेरे प्रार्थना में आता, मन्दिर जाता, दूसरे रोगियों के पास जाकर बतियाता। लेकिन कुछ ही दिन में उसके पाँव और जननांग इतने सूज गए कि चलना मुश्किल हो गया। आखिरी समय बिस्तर में लेटा रहता था। सिस्टर से बतियाता, कभी किसी तरह की शिकवा-शिकायत नहीं करता।

सिस्टर ने लाकर मुझे कागज पकड़ाया। लिखा था, ''मैं, शिव प्रसाद, कैंसर की बीमारी से पीड़ित हूँ। मेरे पास पैसे, जेवर, सामान कुछ नहीं है। मेरा निवेदन है कि आश्रम में रहते हुए मेरी मृत्यु हो जाए तो अन्तिम संस्कार इसी आश्रम के द्वारा किया जाए। यही मेरी आशा और प्रार्थना है।''

–द. शिव प्रसाद

और बारह दिन बाद इन्हीं सिस्टर्स ने, जो शिव प्रसाद को बिस्तर में स्पंज बाथ देकर कपड़े बदलती थीं, आज अच्छी तरह स्नान करवा कपड़े बदले और प्रार्थना कर उसे अन्तिम संस्कार के लिए तैयार किया। उसके बेतरह सूजे हुए फील पाँव और तूँबे से जननांगों को देखकर सामनेवाले को लगता था यह आदमी कैसे जिया होगा। लेकिन शिव प्रसाद का चेहरा था एकदम शान्त, निर्विकार। इसने सिस्टर्स को हाथ जोड़े थे और चिरनिद्रा हेतु आँख मूँद ली थी।

बुझती लौ का प्रकाश

जनमानस में कैंसर के प्रति एक भय व्याप्त है। एक ऐसा भय कि कैंसर की सम्भावना मात्र से व्यक्ति अन्दर तक हिल उठता है। यह भय व्यक्ति की कैंसर से जुड़ी अनेक कथाओं, कुछ आँखोंदेखी कुछ कानों सुनी बातों से उपजा होता है।

पैंसठ वर्ष के कनकराम सोनी जब ताला लगा टिन का बक्सा एक हाथ में लेकर अवेदना आश्रम आए थे तब गोटा जरी का सामान बेचनेवाले बिसाती लग रहे थे, कैंसर के रोगी तो कतई नहीं। लम्बी-चौड़ी कद-काठी, पुष्ट शरीर, ठसके भरी चाल, माथे पर लम्बा तिलक, भीनी-भीनी इतर की खुशबू और पैनी आँखें-यह थे कनकराम।

पेशे से सुनार, कनकराम, मध्य प्रदेश के चम्पा गाँव के रहनेवाले थे। बाएँ कान के नीचे गले में एक बड़ी गाँठ हो गई थी जिसे मेडिकल कॉलेज के विशेषज्ञों को दिखाने आए थे। दुर्भाग्य से गाँठ कैंसर की थी और काफी फैल चुकी थी। चमड़ी को फोड़कर बाहर आ चुकी गाँठ से अनार के दाने जैसा लाल-सफेद मांस झाँक रहा था। विशेषज्ञों ने जब कहा कि बतौर कैंसर के इलाज के तो अब कुछ भी सम्भव नहीं है और उन्हें अन्तस्थित कैंसर उपचार हेतु अवेदना आश्रम में भर्ती होने की सलाह दी तो वे अवेदना आश्रम देखकर अपने गाँव चम्पा चले गए।

वापस आए तो हाथ में टिन का बक्सा था। बताया-उनकी अपने एकमात्र पुत्र से नहीं बनती और वे अपना घर-बार सब बेचकर आश्रम में रहने आ गए हैं। उन्हें विश्वास था कि वे यहाँ वेदनामुक्त, आराम से रह सकेंगे। अवेदना आश्रम वे पहले ही देख गए थे।

उन्हें एक कमरा दे दिया गया। हर सुबह पालथी मारे बिस्तर में बैठे उन्हें देखा जा सकता था। सीधी कमर, तनकर बैठते, एक बड़ा तौलिया गोद और सीने पर बिछा रहता जब आश्रम की नर्सें उनके घाव की सफाई और पट्टी करतीं। कैंसर-घाव से रक्तस्राव होता, नमक के पानी स्पिरिट से सफाई होती। कनकराम हाथ में आईना लिये सब देखते। चूँ तक नहीं करते। दूर से ऐसा लगता जैसे हजामत बनवा रहे हों। जब नर्स भीगी गाज से ढँककर पट्टी बाँध देती तो वे आईने में देखकर उसे ठीक करते। फिर उसके चारों ओर करीने से एक मफलर लपेट लेते। अपने टिन के डिब्बे में से रोली हथेली में ले, एक चाँदी की सींक से उसे पानी में घोलते और फिर आईने में देखकर ललाट पर बड़ा-सा तिलक लगाते। हाथ धोकर इतर की शीशी निकालते और फिर इत्र की एक फुरेरी कान में लगाते। कमरे की सब बदबू खत्म हो जाती और वह भीनी-सी खुशबू से भर उठता। कपड़े पहनते और फिर प्रसाद का डिब्बा लेकर मन्दिर के लिए निकल पड़ते। पूजाकर प्रसाद लेकर लौटते तो हर मरीज के पास जाते और उसे प्रसाद देते। बचे हुए प्रसाद का डिब्बा लाकर अपने पलंग के

पास टेबल पर रखते, और हर आगन्तुक को प्रसाद देकर स्वागत करते। अवेदना आश्रम के न्यासी, आश्रम की नर्सें और सेवाकर्मी सभी को वे प्रसाद देते। ऐसा लगता जैसे वे कोई पुजारी–महन्त हों।

उनके टिन के बक्से में क्या था किसी को भी नहीं मालूम। उन्होंने उसके बारे में किसी को नहीं बताया। उन्होंने नर्सों और कुछ आश्रमवासियों को बुलाकर उनके सामने एक वसीयत अवश्य लिखी जिसमें उन्होंने लिखा कि उनका कोई सगा सम्बन्धी नहीं है, आश्रमवासी ही अब उनके अपने हैं। वे ही उनका अन्तिम संस्कार करेंगे। उनके बाद उनका सब कुछ जो बक्से में है, आश्रम का होगा और आश्रम के ही काम लिया जाएगा।

ऐसा नहीं था कि उनको दर्द नहीं होता था। उनका कैंसर बढ़ रहा था। उनको दर्दनाशक मोर्फिन की गोलियाँ लेनी पड़ती थीं। लेकिन ऐसा था उनका आत्मविश्वासपूर्ण सहनशील व्यक्तित्व कि उत्तरोत्तर बढ़ती दर्दनाशक औषधि मात्रा के बावजूद वे सदा चैतन्य रहते थे। अपने बिस्तर पर कम, वे सदा किसी दूसरे आश्रमवासी के साथ कुछ खेलते हुए, उनके साथ बतियाते हुए, उनके सुख–दुख बाँटते हुए, उनके लिए किसी धर्म पुस्तक पढ़ते हुए, उनका कुछ काम या सेवा करते रहते थे। गले की बढ़ती गाँठ के बावजूद उनका आत्मविश्वासी व्यक्तित्व और सान्निध्य ही सबको सहारा देता, विश्वास से भर देता।

कनकराम अद्भुत स्वाभिमान के धनी थे। स्वाभिमान का सम्बन्ध व्यक्ति के अपने खुद के आकलन से होता है। अपनी सामर्थ्य, समझ और जगत् के व्यवहार से अपना स्वाभिमान बनाता है। एक स्वाभिमानी पुरुष जब आपदा से घिर जाता है तो वह किस प्रकार आपदा को झेलता है यह कैंसर के पीड़ित व्यक्ति को देखने से मालूम पड़ता है।

कोई आकर अगर किसी भी मरीज के लिए लिजलिजी सहानुभूति दिखाता तो वे चिढ़ जाते। और किसी के रोनी सूरत लेकर तरस खाने या दया दिखाने पर तो वे बिफर उठते। उनके अनुसार तरस और दया से अधिक निकृष्ट और कोई भाव नहीं होता। सामने वाले को दीन–हीन भावना से भर देता है, अन्दर से तोड़ देता है।

"हमदर्दियों की भीख–सी देने लगे हैं लोग,
यूँ अपने दिल का दर्द ना सबसे कहा करो।"

उन्होंने कहा था। हमदर्दियों की भीख नहीं चाहिए मुझको–मुझको–मेरे हालात को बस बख्श दीजिए।

कनकराम छह महीने तक जीए। आश्रम के हर वार्ड, हर कमरे और अस्पताल के रास्ते चलकर मन्दिर तक, जहाँ भी वे गए, अपने पीछे एक भीनी महक छोड़ गए। उनकी यह महक सर्वत्र व्याप्त रही। मफलर ढका गला, ललाट पर लाल लम्बा

तिलक, हाथ में प्रसाद का पात्र और आँखों में आत्मविश्वास, कनकराम आश्रमवासियों के लिए सहज सम्बल का स्रोत रहे।

लेकिन आखिर रोग ने उन्हें लाचार कर ही दिया। आखिरी दिन ही उन्होंने बिस्तर पकड़ा। उन्हें काफी कमजोरी महसूस हो रही थी। लेकिन वे सचेत थे। उस रात जब नर्स उन्हें दर्दनाशक का इंजेक्शन देने आई तो उन्होंने उसे रोककर एक कागज लाने को कहा। पेन निकालकर उस पर उन्होंने आश्रम के न्यासी के लिए एक नोट लिखा। उसमें लिखा था कि उनके बक्से में रखा सब कुछ आश्रम का है और आश्रमवासियों के लिए ही काम में लिया जाए। नोट में अनुरोध किया गया था कि बक्से में क्या है वे किसी को भी न बताएँ। नोट लिखने के बाद उन्होंने इंजेक्शन लिया और फिर पत्र के साथ बक्से की चाबी नर्स को देकर सबेरे जब न्यासी आएँ तब उन्हें देने को कहा। उन्होंने अपनी वसीयत का फिर हवाला देकर अपनी अन्त्येष्टि के बारे में भी सिस्टर से कहा।

उस बक्से में क्या था हमें कभी मालूम नहीं हुआ। न्यासी ने कुछ नहीं बताया। हाँ, उसमें मिली एक पुस्तक जरूर उन्होंने मुझे दी।

पुस्तक दुष्यन्त कुमार की 'साये में धूप' थी। अवेदना आश्रम के लिए कितना सार्थक शीर्षक था। पुस्तक में तीन शेर लाल स्याही से मार्क किए हुए थे। वे थे–

चीड़ वन में आँधियों की बात मत कर,
इन दरख्तों के बड़े नाजुक तने हैं।

जैसे कह रहे हों तरस और दया से सावधान!

हमने तमाम उम्र अकेले सफर किया,
हम पर किसी खुदा की इनायत नहीं हुई।

उन्होंने कभी किसी से कुछ अपेक्षा नहीं की, अपने बेटे से भी नहीं। पर उसे लेकर उनके मन में कोई कड़वाहट नहीं थी।

कोई निजात की सूरत नहीं रही, न सही,
मगर निजात की कोशिश तो एक मिसाल हुई।

इसे कहते हैं अन्तस्थिति से लड़ने का माद्दा, अपने बूते पर।

खंड-9

भारत में कैंसर गणना

कैंसर गणना

आधार, भार, आघटन आदि

किसी भी रोग के लिए राष्ट्रीय स्तर पर कुछ कहने या करने के लिए आवश्यक है कि उस रोग की विधिवत् विस्तृत गणना हो। रोग सम्बन्धी समसामयिक (रियल टाइम) आँकड़े, रोग के निदान और उपचार के दौरान उसी केन्द्र में उपलब्ध होते हैं जहाँ उपचार होता है। उनको डब्ल्यू.एच.ओ. के निर्धारित मानकों (आई.सी.डी.-10 कोड) के अनुसार संकलित कर रिपोर्ट करना जब तक हर चिकित्सालय के लिए अनिवार्य नहीं किया जाता, किसी भी रोग सम्बन्धी विश्वस्त आँकड़े उपलब्ध नहीं हो सकते। सैम्पल सर्वे की सीमाएँ हैं। यह दुर्भाग्यपूर्ण है कि आजादी के 65 साल बाद भी रियल टाइम हेल्थ स्टेटिस्टिक्स रिपोर्टिंग की व्यवस्था देश में अभी नहीं है। रोग सम्बन्धी आँकड़े समग्र नहीं हैं और उन पर आधारित मानक अनुमान मात्र। निजी क्षेत्र के अस्पतालों के लिए रिपोर्ट करने की न अनिवार्यता है, न व्यवस्था। सरकारी आँकड़ों की रिपोर्टिंग में न नियमितता है और न ही विश्वसनीय आधार।

कैंसर की राष्ट्रीय स्तर पर गणना के लिए भारतीय आयुर्विज्ञान अनुसन्धान परिषद (इंडियन काउंसिल ऑफ मेडिकल रिसर्च–आई.सी.एम.आर.) ने दिसम्बर 1981 में राष्ट्रीय कैंसर रजिस्ट्री प्रोग्राम आरम्भ किया। बंगलोर, चेन्नई और मुम्बई में जनसंख्या आधारित कैंसर रजिस्ट्रीज (पॉपुलेशन बेस्ड कैंसर रजिस्ट्रीज) और चंडीगढ़, डिब्रूगढ़ और त्रिवंथिपुरम में अस्पताल आधारित रजिस्ट्री (हॉस्पिटल बेस्ड रजिस्ट्री) आरम्भ की गई। 1984 में बंगलोर, चेन्नई, मुम्बई में अस्पताल आधारित रजिस्ट्री भी आरम्भ की गई। जनसंख्या आधारित रजिस्ट्री के कार्यकर्ता अपने भौगोलिक क्षेत्र के सभी चिकित्सा केन्द्रों से निर्धारित प्रोफोर्मा (पत्रावली) में आई.सी.डी. कोड (संकेतक) अनुरूप आँकड़े एकत्रित करते हैं और अस्पताल आधारित रजिस्ट्री उस क्षेत्र के चुने हुए चिकित्सालय से। 1986 में दो और शहरी जनसंख्या आधारित कैंसर रजिस्ट्री दिल्ली और भोपाल में आरम्भ की गई। 1987 में देश की पहली ग्रामीण अंचल की कैंसर रजिस्ट्री, महाराष्ट्र के बारशी में प्रारम्भ की गई।

रजिस्ट्री के प्रशिक्षित कार्यकर्ता अपने क्षेत्र के उन सभी केन्द्रों पर जाते हैं जहाँ कैंसर का निदान या चिकित्सा होती है—रेडियोलोजी, पैथोलोजी, रेडियोथैरेपी और

अस्पताल। वे कैंसर रोगी का रिकॉर्ड देखकर, जिनमें मृत्यु प्रमाण-पत्र भी शामिल है, रोगी का निर्धारित फॉर्म में पूर्ण विवरण लिखते हैं। यह पूरा विवरण वे कम्प्यूटर में कैंसर के आई.सी.डी.ओ. (इंटरनेशनल क्लासीफिकेशन ऑफ डिजीजेज फॉर ओंकालोजी) कोड के साथ रजिस्टर करते हैं। रोगी का स्थायी निवास, शिक्षा, धर्म, बोली, कैंसर निदान की विधि, निदान की अवधि, रोग की अवस्था और चिकित्सा सम्बन्धी विवरण अंकित करते हैं। हर केस के प्रत्येक विवरण की जाँच की जाती है। प्रत्येक रजिस्ट्री वार्षिक रिपोर्ट बनाता है। आई.सी.एम.आर. में स्थित समन्वय केन्द्र सब रजिस्ट्रियों से आए डेटा को संकलित कर रिपोर्ट बनाता है। रिपोर्ट उम्र आधारित (पाँच-पाँच साल के समूह), लिंग आधारित (महिला और पुरुष), अंग आधारित (शरीर के विभिन्न भागों में होनेवाले) कैंसरों की सारणी (टेबल) उनके अंकेक्षण विश्लेषण के साथ होती है। रिपोर्ट का एक नमूना प्रस्तुत है।

संकलित उपलब्ध सूचना के आधार पर राज्यों के कैंसर मैप (नक्शे) तैयार किए जाते हैं। पंजाब का कैंसर मैप बनाने के लिए विशेष अभियान चल रहा है।

देश में कैंसर सम्बन्धी विश्वसनीय आँकड़े कैंसर रजिस्ट्री के ही हैं। आँकड़ों की सीमा यह है कि इन आँकड़ों की गणना का आधार केवल चुने हुए क्षेत्र से होने के कारण देश की जनसंख्या का 20 प्रतिशत मात्र है। पूरे देश के लिए ये आँकड़े संकेतक मात्र हैं, समग्र और सम्पूर्ण नहीं।

Muktsar District, Punjab State

Profile of Muktsar District (2001 Census)	
Area *(in sq. kms.)*	2,615.0
Decadal Growth Rate *(1991 - 2001)*	18.68%
Literacy Rate	
Males	65.94%
Females	50.59%
Sex Ratio *(females per 1000 males)*	886
Density *(Persons per sq. km)*	297

Centrewise Distribution of Cancers

Number (#) and Relative Proportion (%)

Centre	2001		2002		2001 - 2002	
	#	%	#	%	#	%
Acharya Tulsi RCC, Bikaner	27	90.0	166	86.9	193	87.3
PGIMR (Histopathology), Chandigarh	0	0.0	8	4.2	8	3.6
Government Medical College, Patiala	1	3.3	6	3.1	7	3.2
MD Oswal Cancer Centre, Ludhiana	0	0.0	7	3.7	7	3.2
PGIMR (Cytology), Chandigarh	1	3.3	4	2.1	5	2.3
BM Cancer Centre, Jaipur	1	3.3	0	0.0	1	0.5
Total Cancers	**30**	**100.0**	**191**	**100.0**	**221**	**100.0**

Salient features of Cancer Incidence

Year	2002	
	Males	Females
Est. Population	418,040	370,786
Total Cancers	72	119
Min. Crude IR	17.2	32.1
Min. Age Adjusted IR	24.0	42.4
Min. Truncated IR	45.2	99.5

Est. = Estimated, Min. = Minimum, IR = Incidence Rate / 100,000

Cancers in Punjab – 2002

Source	Bhatinda	Patiala	Chandigarh
Acharya Tulsi RCC, Bikaner	328	33	
Govt.Med.Col., Patiala	29	327	
PGIMR (Histo.), Chandigarh	22	147	237
PGIMR (Cyto), Chadigarh	18	105	389
MDOCT, Ludhiana	17	21	
HBCR, Mumbai	1	5	9
PBCR, Delhi	7		
All others	2	3	11
Total	424	641	646

Mohan Dai Oswal Cancer Treatment & Res Foundation
PBCR= Institute Rotary Cancer Hospital AIIMS Delhi

Leading 10 cancers (In both sexes)

- Oesophagus
- Gall bladder
- Lymhoma Leukaemia
- Urinary Bladder
- Liver

Distinctly High

- In women Breast Ca highest in all places

आई.सी.एम.आर. द्वारा प्रकाशित निम्न रिपोर्ट्स उपलब्ध हैं–

National Cancer Registry Programme : Ten Year Consolidated Report of the Hospital Based Cancer Registries 1984-93. An Assessment of the Burden and Care of Caner Patients.

National Cancer Registry Programme: Ten Year Consolidated Report of the Hospital Based Cancer Registries 1994-98. An Assessment of the Burden and Care of Cancer Patients.

National Cancer Registry Programme : Two-Year Report of the Population Based Cancer Registries 1997-98. Incidence and Distribution of Cancer.

National Cancer Registry Programme : Two Year Report of the Hospital Based Cancer Registries 1999-2000. An assessment of the Burden and care of Cancer Patients.

National Cancer Registry Programme : Consolidated Report of Hospital Based Cancer Registries 2001-03. An Asessment of the Burden and Care of Cancer patients.

National Cancer Registry Programme : Consolidated Report of Population Based Cancer Registries 2001-04. Incidence and Distribution of Cancer.

हॉस्पिटल आधारित रजिस्ट्री द्वारा इकट्ठे किए गए कैंसर सम्बन्धी आँकड़े और सूचनाएँ विस्तृत और विश्वसनीय हैं। उनके विश्लेषण पर आधारित विभिन्न प्रकार और अंगों के कैंसर की आघटन दर, उम्र आधारित, लिंग आधारित, क्षेत्र आधारित, तम्बाकू सेवन आधारित, विकिरण आधारित आघटन दर, मानक मानी जाती है। प्रयोग में ली गई निदान और उपचार विधियों का विश्लेषण और उनकी सार्थकता पर अनुसन्धान की रिपोर्ट्स उपलब्ध हैं। उपचार उपरान्त कितने समय और कितने सुचारु जीवन के साथ व्यक्ति जीवित रहा ये आँकड़े अभी उपलब्ध नहीं। कौन से कैंसर से देश में कितनी मृत्यु हो रही है यह भी उपलब्ध नहीं है।

जनसंख्या आधारित रजिस्ट्री के आँकड़ों का विश्लेषण कर कुछ क्षेत्र विशेष के विभिन्न कैंसर की आघटन दर उपलब्ध है।

कैंसर रजिस्ट्री प्रोग्राम के चार मुख्य कार्य हैं–

1. कैंसर की गणना और विश्लेषण कर इसके विश्वसनीय आँकड़े उपलब्ध कराना।
2. आँकड़ों का महामारी विज्ञान (एपीडेमियोलॉजिकल) विधि से विश्लेषण करना।
3. देश में कैंसर के निदान, उपचार और निवारण के साधनों की उपलब्धि के लिए आवश्यक आँकड़े तैयार करना।
4. गणना और विश्लेषण को और विस्तार देने के लिए अपनी क्षमता बढ़ाना।

विभिन्न कैंसर रजिस्ट्री प्रोग्रामों का संचालन एवं समन्वय आई.सी.एम.आर. की बेंगलूर स्थित एक इकाई करती थी। उसकी जगह अब एक नया संस्थान नेशनल सेंटर फॉर डिजीज इनफोर्मेटिक्स एंड रिसर्च बेंगलूर में बनाया गया है। यह संस्थान राष्ट्रीय स्तर पर कैंसर, डायबिटीज, हृदय रोग और मस्तिष्क घात सम्बन्धी आँकड़े आधुनिक इलेक्ट्रोनिक विधि से एकत्र करेगी और उनका विश्लेषण और अनुसन्धान भी।

खंड-10

आयुर्वेद में कैंसर और उसका उपचार

आयुर्वेद में कैंसर और उसका उपचार

आयुर्वेद दीर्घायु और स्वस्थ जीवन जीने की शैली, कला और दर्शन है।

ईसा से 1000 वर्ष पूर्व इसका वर्णन चरक संहिता और सुश्रुत संहिता में किया गया। चरक संहिता में रोगों के कारण, लक्षण, प्रभाव, प्रसार और औषधिय उपचार का विस्तृत विवरण है। सुश्रुत संहिता में रोगों की उपयुक्त शल्यक्रिया की विधियाँ और उनमें काम आनेवाले उपकरणों और साधनों का विस्तृत विवरण है। आयुर्वेद स्वस्थ रहने के लिए शरीर के साथ-साथ मन (मानसिकता) और अध्यात्म (आत्मा) को चिकित्सा का अभिन्न अंग मानता है।

आयुर्वेद के अनुसार, शरीर की सारी आन्तरिक प्रक्रियाएँ वात, पित्त और कफ द्वारा संचालित और सन्तुलित होती हैं। वात, पित्त और कफ की परिकल्पना और अवधारणा अमूर्त क्रिया-संचालक ऊर्जा, आवेग, संकेतक आदि के रूप में की गई है। इनमें किसी एक में या सभी में क्षीणता या प्रकोप को दोष माना जाता है। दोष से इनका पारस्परिक सन्तुलन और समन्वय बिगड़ जाता है जो रोग और व्याधियों को जन्म देता है। बाहरी रोग कारक आन्तरिक दोष उत्पन्न कर प्रभावी होते हैं। अत: प्रत्येक रोग में इन दोषों का निदान, निवारण और उपचार ही आयुर्वेदिक चिकित्सा का आधार है। दोष का निदान लक्षणों के आधार पर होता है जिनका विस्तृत विवरण उपलब्ध है। दोषों का लाक्षणिक वर्गीकरण वातज, पित्तज और कफज के रूप में किया गया है।

दोषों के आधार पर सूजन या शोथ के सात प्रकारों का वर्णन है—वातज, पित्तज, कफज, अभिघातज, विषज, रक्तज और सन्निपातज। चरक संहिता में इनमें से किसी की भी अर्बुद नाम से पहचान नहीं की गई है।

ट्यूमर की ग्रन्थि (साधारण गाँठ) और अर्बुद (कैंसर की गाँठ) की पहचान, लक्षण, भेद और उपचार का विस्तृत वर्णन सुश्रुत संहिता में है। इनके 6 भेद बताए गए हैं—वातज अर्बुद, पैत्तिक अर्बुद, कफज अर्बुद, मेदो अर्बुद, रक्त अर्बुद और मांस अर्बुद। इसके अलावा पूर्व में उत्पन्न हुए अर्बुद के स्थान पर या उसके सन्निकट उत्पन्न हुए दूसरे अर्बुद को अध्यर्बुद या द्विरर्बुद कहा गया है।

दोषमुक्त करने के लिए निवारण की प्रमुख विधि है शोधन, जो पंचकर्म के माध्यम से किया जाता है। पंचकर्म हैं–

1. वमन–इसमें विशेष विधि से उलटी कराई जाती है।
2. विरेचन–इसमें दस्त कराए जाते हैं।
3. अनुवासन वस्ति–इसमें औषधियुक्त घृत या तेल का एनिमा लगाया जाता है।
4. आस्थापन वस्ति–औषधियों के क्वाथ से एनिमा दिया जाता है।
5. शिरोविरेचन या नस्य–इसमें औषधियों से सिद्ध तेल या घृत, चूर्ण या रस को नाक में छोड़कर जोर से साँस खींचने को कहा जाता है।

पंचकर्म की इन विधियों से शरीर का परिमार्जन किया जाता है।

पंचकर्म से पूर्व शरीर का स्नेहन व स्वेदन किया जाता है। स्नेहन में तेल या घृत या औषधियों से सिद्ध तेल या घृत या तो पिलाया जाता है या मालिश की जाती है। स्वेदन में गरम जल भाप, या औषधिजन्य भाप से ऊष्मा पहुँचाई जाती है।

रसायन चिकित्सा : शोधन (पंचकर्म), स्नेहन और स्वेदन में निर्धारित औषधियों के अलावा अर्बुद (कैंसर) के उपचार के लिए चरक संहिता में वर्णित अनेक औषधियाँ प्रयोग में ली जाती हैं।

उपचार की विधियाँ हैं–औषधि चिकित्सा जो शमन चिकित्सा के अन्तर्गत आता है और सुश्रुत वर्णित शल्यक्रिया।

औषधियों में वनस्पति, जड़ी-बूटी, खाद्य पदार्थ, खनिज पदार्थ, रत्न, विभिन्न जन्तुओं से प्राप्त पदार्थ, जैसे–दूध, मूत्र व अन्य स्राव, मांस व अंग; उनसे औषधियाँ निर्माण की विधियाँ; औषधियों के प्रयोग और सेवन की विधियाँ; पथ्य, आहार-व्यवस्था, विहार का विस्तृत वर्णन चरक संहिता में है। औषधियों का वर्गीकृत भंडार है। लाक्षणिक आधार पर उनका प्रयोग और लाक्षणिक आधार पर ही उनका प्रभाव देखा जाता है। विश्व की अनेक कैंसर प्रयोगशालाएँ आयुर्वेद के इस विस्तृत औषधि भंडार से चुन-चुनकर इनका प्रयोग विभिन्न कैंसर में कर आधुनिक मानकों के अनुरूप उनका प्रभाव परख रहे हैं। आयुर्विज्ञानवेत्ता भी वात, पित्त और कफ की अवधारणाओं को आधुनिक विज्ञान की शारीरिक प्रणालियाँ (सिस्टम्स), रासायनिक प्रक्रियाएँ, मेटाबोलिज्म-केटाबोलिज्म, अन्तरकोषकीय रासायनिक क्रिया आदि के अनुरूप विश्लेषण कर रहे हैं।

सुश्रुत में वर्णित ग्रन्थि (ट्यूमर) और अर्बुद (कैंसर) की शल्य चिकित्सा में आधुनिक शल्य चिकित्सा ने अप्रत्याशित विस्तार और विकास कर लिया है। आयुर्वेद चिकित्सकों को भी आज ये ही मान्य हैं।

पंचकर्म और रसायन चिकित्सा के साथ रोगनाशनी चिकित्सा, नैष्तिकि चिकित्सा, प्रकृतिस्थापनी चिकित्सा भी आयुर्वेद में की जाती है।

आयुर्वेद वे वर्णित कैंसर सम्बन्धी प्रमुख प्रावधान निम्न हैं–

चरक संहिता

च.सु. 18/33 उत्सेध सामान्य रोग। अधिमांस, अर्बुद, श्लीपद आदि रोगों को, जो नाम और रूपों में भिन्न होने पर भी उत्सेध (उभार या उठाव) के समान होने के कारण इस शोथ संग्रह में गिन लेना चाहिए।

च.चि. 12/81 ग्रन्थि रोग का वर्णन

च.चि. 12/82-83 ग्रन्थि/अर्बुद रोग चिकित्सा। वमन-विरेचन-शिरोविरेचन से संशोधन–स्वेदन–विम्लापन(बैठाना)–पक गई हो तो चीरा लगाकर सम्पूर्ण ग्रन्थि को निकालना–मूल जलाना दाह करना। समूल निकालना–दाह करना।

च.चि. 12/84–ग्रन्थि/अर्बुद का उपद्रव। सकोष पूर्णरूपेण न निकल गई हो तो विसर्प मानकर विसर्प रोग नाशक औषधि योगों से चिकित्सा करें।

च.चि. 12/86 ग्रन्थि रोग की असाध्यता। गर्भाशय, उदर, गला, मर्मस्थान (ब्रेन, लंग्स, हार्ट, यूरिनरी ब्लैडर) आश्रित हो तो असाध्य होती है।

च.चि. 12/87 ग्रन्थि–अर्बुद चिकित्सा सूत्र। ग्रन्थि तथा अर्बुद में समानता। अर्बुद की चिकित्सा उन्हीं विधियों से करें जिनसे ग्रन्थि का।

सुश्रुत संहिता

सु.नि. 11/4 वातज ग्रन्थि/वातज अर्बुद लक्षण

सु.नि. 11/5 पैत्तिक ग्रन्थि/पैत्तिक अर्बुद लक्षण

कफज ग्रन्थि/ कफज अर्बुद लक्षण–

सु.नि. 11/7 मेदोग्रन्थि/मेदो अर्बुद लक्षण।

सु.नि. 11/13-13 1/2–शरीर के किसी भी प्रदेश में बढ़े हुए वातादि दोष मांस को दूषित कर गोल, स्थिर, अल्पपीड़ायुक्त, बड़ा, गम्भीर धातुओं में फैला हुआ, धीरे-धीरे बढ़नेवाला, कभी न पकनेवाला और मांस के उपचय (वृद्धि) से युक्त ऐसे शोफ को पैदा करते हैं। आयुर्वेद शास्त्र के ज्ञाता विद्वान इस शोफ (शोथ, सूजन युक्त रोग को) अर्बुद कहते हैं।

सु.नि. 11/14 अर्बुद के 6 भेद।

सु.नि. 11/15-16 अर्थात् दूषित वातादि दोष एवं रक्त-सिराओं को पीड़ित एवं संकुचित करके बपाक को प्राप्त हुए स्रावयुक्त मांस-पिंड, जो मांसाकुरों से

व्याप्त होता है और शीघ्र बढ़ता है, को उभार देते हैं। इससे निरन्तर दूषित रक्त बहता रहता है। यह रक्तजन्य अर्बुद असाध्य होता है। रक्त के क्षय के कारण उत्पन्न हुए उपद्रवों (मूर्च्छा आदि) से पीड़ित जो अर्बुद का रोगी पाण्डुवर्ण हो जाए, वह असाध्य होता है।

सु.नि. 11/16,17 रक्तार्बुद।

सु.नि. 11/18,19,20 मांसार्बुद।

सु.नि. 11/21 अध्यर्बुद तथा द्विरर्बुद लक्षण।

सु.नि. 11/22 अर्बुद के अपाकी होने में हेतु–अर्बुद पकते क्यों नहीं।

सु.चि. 18/3 आम ग्रन्थि/ अर्बुद चिकित्सा (आम=अपक्व/पाकरहित) शोथ चिकित्सा विधि–अपतर्पण से लेकर विरेचन-पर्यन्त एकादश क्रिया से चिकित्सा–बल की रक्षा करें।

सु.चि. 18/4 आम ग्रन्थि (अपक्व ग्रन्थि) में स्नेहपान विधि। तेल या घृत, तेल व घृत, तेल-घृत-वसा तीनों द्रव्यों का मिलाकर अथवा प्रसारणी और दशमूल से सिद्ध कर चारों या दो-दो स्नेहा (तेल-घृत-वसा-मज्जा) को पिलावें।

सु.चि. 18/29,30,31 वातज अर्बुद चिकित्सा। सिद्ध उष्ण तेल द्वारा उनाह (उष्णपोटली बन्धन)। नाड़ी स्वेद (भाप वास्प प्रयोग) और सींग द्वारा रक्त निकाले।

सु.चि. 18/32,33,34 पित्तज अर्बुद चिकित्सा। मृदुस्वेद, उपनाह और विरेचन हितकर।

सु.चि. 18/35,36 कफज अर्बुद। शुद्ध हुए अर्बुद से रक्त निकालकर (अलाबू के द्वारा) ऊर्ध्व तथा अधोमार्ग (वमन-विरेचन) से दोषों को हरण करनेवाले द्रव्यों का कल्क बनाकर उस पर लेप लगावें ?

सु.चि. 18/41 मेदो अर्बुद चिकित्सा। स्वेदन किए गए मेदोज अर्बुद को चीरकर शुद्ध करें और रक्तस्राव बन्द होने पर शीघ्र सी दें। फिर हल्दी,...मधु मिलाकर व्रण पर लेप लगावें और शुद्ध होने पर करंज तेल का प्रयोग करें।

सु.चि. 18/42 अर्बुदग्रस्त अंग को इस प्रकार काटकर अलग किया जाना चाहिए कि उसका कोई भाग न छूट जाए। कहाँ तकउ दोष प्रसृत है इसकी परीक्षा पहले कर ली जाती है।

□□□